なかなか治らないめまいが治る

めまいは耳からとは限らない！

中山杜人
Nakayama Morito
医学博士・額田記念病院医師

さくら舎

はじめに——どんどん増えている超高齢化時代のめまい

最近、執拗《しつよう》に持続するいわゆるめまい感を訴える中高年の患者さんが増えています。一般的な治療をしても、なかなかよくならないとおっしゃいます。

めまいにも高齢化の波が押し寄せています。こうしためまいの原因から治療法、さらに予防についても、最前線の「めまい専門外来」の立場からお話ししたいと思います。

この本にお示しする具体的な症例や知見は、私が長年にわたって一人一人の患者さんをフレンツェル眼鏡（眼球運動を観察する眼鏡）、CCD赤外線カメラという装置を使って、眼の異常な動き（眼振《がんしん》）の有無《うむ》をていねいに観察し、さらに頭部MRI（磁気共鳴画像）、頭部MRA（磁気共鳴血管画像）、頸部《けいぶ》MRAなどの画像検査をおこなって得られた結果を基《もと》に、わかりやすく解説したものです。

私は1971年に群馬大学の耳鼻咽喉科に入局し、その後、武蔵野赤十字病院耳鼻咽喉科に勤務、1980年に内科に異動後ずっと内科で診療をおこなっています。めまいについては、1971年から継続的に診療に携《たずさ》わってきました。

特に1987年から横須賀共済病院（当時840床）内科にめまい外来を設立し、呼吸器内科以外に二足のわらじで、めまい診療にも従事してきました。

耳鼻咽喉科を1~2年経験してから内科に異動したというのではなく、約10年近く診療して耳鼻科医としての経験を積んでからの異動でした。その意味では、「めまい」という複数の科が関連するような多岐《たき》にわたる症状を、両方の科をまたがって経験してきたので、めまいを訴える患者さんについては、**耳鼻科に関連しためまいにとどまらず、より広い視点から俯瞰的《ふかんてき》、複眼的に診《み》ていく**という利点を得たつもりです。

かつて、私の「めまい」の師匠であった故亀井民雄《かめいたみお》・群馬大学名誉教授は亡くなる前に、臨床医学において大切な心得として、次のような2つのメッセージを残していきました。

●既存の常識よりも、事実の確認と個々の症例を積み重ねてそれを糧《かて》として診療に活《い》かしていくことが重要

●大切なことは、先入観にとらわれないこと

その言葉に従い、この本を書きました。

「めまいといえば耳、三半規管《さんはんきかん》」という考え方を、この本を読んで、そうとは限らないという考え方に修正していただければ幸いです。

たかがめまいじゃないか

めまいの大半、8～9割は耳からの めまいで、ほとんどが耳鼻咽喉科の 病気でしょう

だから、めまいは治らない！
従来の考え方を修正しましょう！

高血圧、糖尿病、脂質異常症、内臓肥満、喫煙などの生活習慣病の危険因子を抱える人たちのめまいは、「どうせ耳からのめまいだろう」と簡単に考えないことです。でもあまり不安になるのは得策ではありません。多くは裏に隠れた動脈硬化に、頸椎の変形とか、それによる首、肩こりといったような頸部筋の緊張、精神的あるいは肉体的ストレス、あるいは何らかの理由で急に血圧が下がる、急に頭の位置を変えるなどの２～３の複数の因子が上乗せされて、脳の血行不良（血流のよどみ）を起こすことによりめまいが生じることが多くなってくるのです

上記の危険因子を持つ人たちのめまいの多くは、背景にある動脈硬化の存在が重要なのです。動脈硬化は「サイレントキラー」ともいわれ、通常は自覚症状は出ません。それゆえ、めまいを起こしたことをきっかけとして、生活習慣を改善していくことが最も大切なことなのです

◆目次

第2章 「めまい難民」にならないために

第3章 危ないめまい

第4章 めまいについてもっと知る

第5章　めまいを治す

なかなか治らないめまいが治る

――めまいは耳からとは限らない！

第1章

めまいの正体

1 めまいを診断する

⚠めまいはぐるぐる回るとは限らない

めまいの症状は、大きく分けて次の２つです。

●ぐるぐる回る回転性めまい
●非回転性めまい

「うわー、天井が回る！」

「目の回るような忙しさ」ならいいのですが……。

これが実際、日常生活をしていて急に起こったら、それこそたまりません。しかも、めまいは、必ずしもぐるぐる回るような回転性とは限りません。

「**回転性めまい**」はよく知られていますが、中には「**非回転性めまい**」といって、頭がぐ

らつく、あるいは頭の中がぐらぐらする、ふらふらする、ふわふわする感じ、雲の上を歩く感じとか、景色が左右に揺れる、目の前がまっ暗になる（まっ白になる人もいます）とか、立ちくらみ（多くは起立性低血圧）、失神（一時的な数分以内の意識の消失）、今にも気が遠くなりそうな気がしたとか失神の一歩手前のようなめまいも含め、めまいの症状は種々さまざまで多岐《たき》にわたります。

しかも、耳鼻咽喉科、神経内科、一般内科、脳神経外科、婦人科、精神科、眼科など複数の科にまたがる症状です。

ですが、めまいはほとんどが耳由来であると思われており、ぐるぐる回るめまい（回転性）もやはり**耳由来という固定観念が今でも根強くある**のが現状です。しかしながら、めまいは首や脳からでも十分起こりえます。

それに、めまいが長く続いたりすると、非常に不快ですし、精神的に不安にもなります。

あまり長い期間にわたってめまいが続き、だんだんうつ傾向になり、心療内科の門をたたくことになるケースもあります。

めまいの診断法

めまいのときは眼が振り子のように縦や横に動く（眼振《がんしん》）

↓ **めまいの診断には**

微妙な眼の動きである「眼振」を捉えていくことが重要

↓ **それには眼を拡大して見ることが必要**

その道具としてフレンツェル眼鏡を使う

患者さんにフレンツェル眼鏡を装着したところ

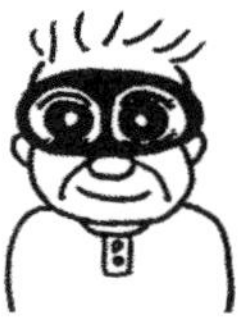

患者さんからは医師の眼や姿はぼやっとしか見えないが、医師の側からは眼球が大きく見えるので、微妙な眼の動きがキャッチできる

「眼振」は右の図の矢印のように、やや 回るような感じで右方向あるいは左方向に動くことが多い。しかし、時には水平に動くこともある。

たまに上向き方向や下向き方向に動くことがある

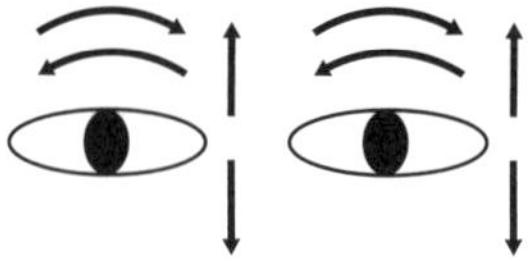

（拙著『脱・思い込みめまい診療』新興医学出版社より引用）

⚠「眼振」が出現するのはなぜ？

めまいと、これから述べる眼振《がんしん》に直接関連のあるのは３カ所です。

●内耳
●脳幹《のうかん》の前庭神経核
●小脳、特に前庭小脳

内耳からは、脳幹の前庭神経核と前庭小脳に神経が行っていて繋《つな》がっています。

しかも、前庭神経核からも脳幹の上方にある眼球運動核という、眼の動きを司《つかさど》る神経中《ちゅう》枢《すう》に神経経路が行っていますし、小脳の前庭小脳からも神経がこの眼球運動核に行っています（20ページ参照）。

眼球運動核からは３本の脳神経（動眼神経、滑車《かっしゃ》神経、外転神経）が出ていて、眼球を動かしています。ですので、これら３カ所で眼の動きがコントロールされているのです。

しかも内耳や脳幹の下方に存在する前庭神経核、そして小脳の中央で下のほうにある小

脳と耳の構造図

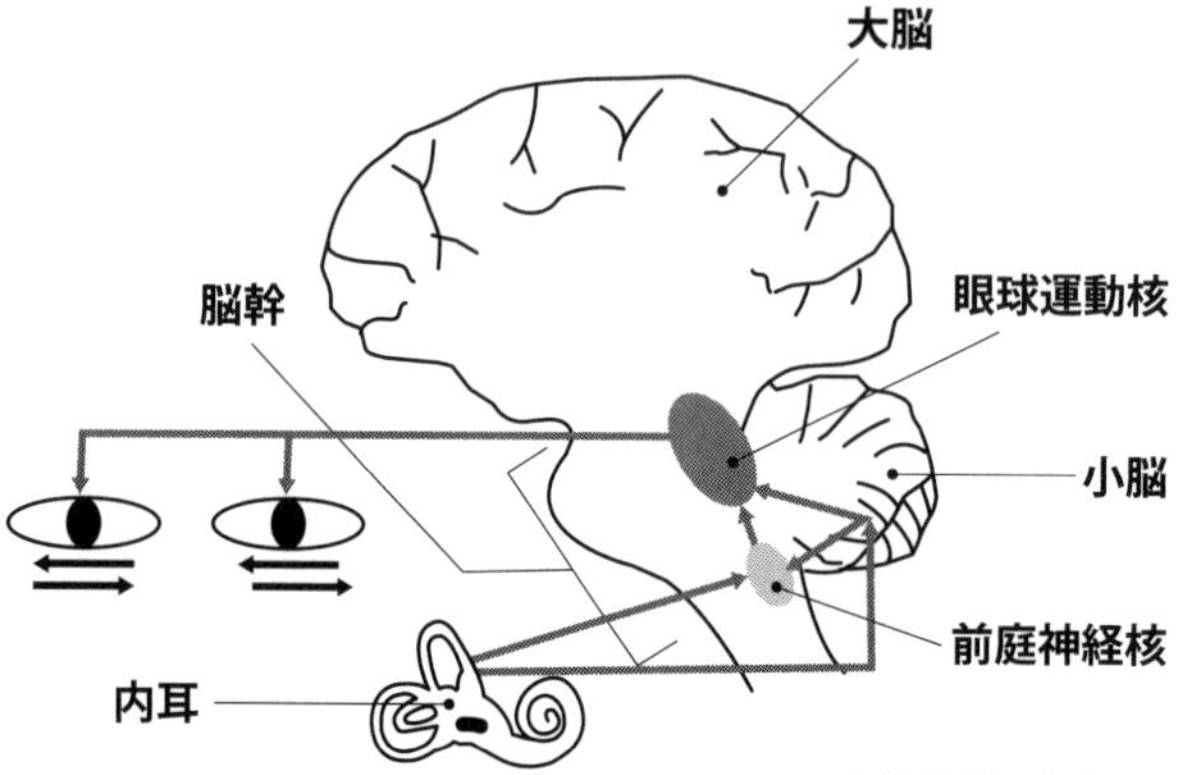

※矢印は神経の経路を表す

脳虫部のさらに直下にある前庭小脳は、右半分と左半分に分かれているので、左右のいずれかが機能低下に陥《おちい》れば、左右のバランスの崩《くず》れを生じ、それによって眼が左あるいは右方向に向かって速い振り子のような運動をするようになります。

これを「眼振」と称しています。めまいを起こしている本人は、景色が回ったり、左右に流れたりして動いていくので「めまい」として感じるのです。

2 なかなか治らない頑固なめまいの人が増えている

⚠脳機能の低下が一因？

最近、「ぐらぐら、ふわふわする（浮動感）、雲の上を歩いているような、あるいは船に乗っているときのような、もしくは船を降りたときのようなめまいがいつも続いて、非常に不快です」と、当院のめまい外来を訪れる方が多くなってきています。

若い人よりむしろ高齢の患者さんが多い印象ですが、若い方でも時にこのようなめまいを起こすことがあります。

これは、持続的なめまい・平衡《へいこう》感覚障害のことで、最近の病名は、**持続性知覚性姿勢誘発めまい**となっていますが、**仮性ダンディ症候**（めまいの権威である埼玉医科大学平衡神経科の坂田《さかた》英治《えいじ》名誉教授が発表した症状の名称で、病名ではありません）ともいいます。

一般に、たいていのめまいは何もしなくても、あるいは皆さんのお近くの医院、診療所や病院でよく処方される抗めまい薬（メリスロン、セファドールなど）で治まってしまうことがほとんどです。しかし、抗めまい薬で長期間治療してもなかなかよくならない「頑固なめまい」もあります。

長期のめまいは、1ヵ月続く方から数年続く方までいらっしゃいますが、私が経験した中で長期化している人では、70歳代女性の35年、やはり70歳代女性の32年、子どものときから30年めまいが続いていた40歳代の男性という例があります。

こうした症状を引き起こす源となるのは、脳幹の上のほうにある中脳、あるいは小脳の下のほうで、しかもまん中辺にある小脳虫部、そして虫部の真下に位置する前庭小脳（小脳下虫ともいいます）の機能低下による症状と考えられます。

最近では特に高齢者の場合、大脳（大脳は右側の脳と左側の脳にわかれています）の左脳と右脳は、それらの間にある脳梁《のうりょう》といういわば架け橋の役割を担う場所を介して、すばやく互いの情報交換をしているのですが、加齢とともに左脳と右脳間の情報処理に時間がかかるようになり、**急に立ったりしたときや歩行時に常時ふらつきが出やすい**という見解もあります。

頑固なめまい9の要因

こうしためまいの症状を引き起こす疾患《しっかん》や要因としては、次の1～9があります。

1　肩こり、首すじのこりからくる血液の流れのよどみ、つまり血行不良（椎骨《ついこつ》脳底動脈循環不全症）。

頸椎症《けいついしょう》（変形性頸椎症、前《ぜん》または後縦靱帯骨化症《こうじゅうじんたいこっかしょう》、頸椎脊柱管狭窄症《けいついせきちゅうかんきょうさくしょう》、頸椎ヘルニア）による首・肩こりや、パソコン（特にノート型）、スマートフォン、携帯電話、読書、子どもを多数みる保育士、ピアノ演奏、台所仕事、農作業、編み物、縫い物などの**長時間連続的にうつむき姿勢をとることによるストレートネックとか、頸椎後彎《こうわん》（正常な首の形は頸椎前彎《ぜんわん》）に起因する首・肩こりが目立つようになっています。**

2　1のような頸椎の異常、あるいはそれにともなう肩こり、首すじのこり、あるいは姿勢の悪さ（猫背のような）による肩・首のこりがベースにあり、椎骨脳底動脈の微妙な血行不良を背景にした**中枢性発作性頭位《ちゅうすうせいほっさせいとうい》めまい**（原因は内耳の三半規管《さんはんきかん》ではなく、脳に起因することから「中枢性」と称しています）。

3　内耳の三半規管の耳石《じせき》が原因の「良性発作性頭位《りょうせいほっさせいとうい》めまい」（頭を動かしたときなどに起きるめまい）として、浮遊耳石置換法《ふゆうじせきちかんほう》（運動療法とか理学療法ともいいます）が過剰におこなわれた場合。

運動・理学療法は、人によっては合わない場合もあります。この方法が過剰になったりすると、めまい感が執拗《しつよう》に続くようになり何の治療にも反応しなくなることがありますので注意が必要です。特に頸椎に異常のある方（変形性頸椎症、前または後縦靱帯骨化症、ストレートネック、後彎など）や**首・肩が強くこっている高齢の方がこの運動・理学療法をあまり過剰におこなうことはおすすめできません。**

4　過去の脳幹の小梗塞《こうそく》（複数個）や微小出血、小脳の梗塞や微小出血などが頭部ＭＲＩで発見された場合。

5　危険性のある血管病変が隠れていることがあります。70歳代の女性で歩行時のふわふわ、ぐらぐらがあり、頭部ＭＲＡにて椎骨動脈の解離（血管の壁に傷がついて血管が裂けていく状態）が発見されたことがあります。

6　脳脊髄炎《のうせきずいえん》の後遺症の一つとしてこの症状が30年以上続いている患者さんもいます。

7　まれに脊髄小脳変性症で比較的初期症状として現れることがあります。めまい感、ふらつきが進行するようなら、神経内科に受診するのがいいと思います。

8　やはりまれですが、甲状腺《こうじょうせん》機能低下症や心臓病（右脚ブロック＋左脚後枝ブロックのケースを経験しました）でも、こうした症状が出ることがあります。

9　全身麻酔後の後遺症として数日間程度、ふわふわ感や何かに掴《つか》まらないと怖いようなふらふらが出ることがあります（この症状は自然に消失します）。

⚠具体的な症状と注意点

ふわふわ、ぐらぐらするめまい。特に頭の中でぐらぐらする、あるいはゆらゆら揺れる感じ、頭が後ろに引かれる感じ。

立つときや歩行時にふわふわ、ぐらぐらする。寝ている時以外、起きているときはずーっと、場合によっては座っているときなどにも、止まることなくふわふわ、ぐらぐらするという、いわゆるめまい感が長期にわたって持続します。

要因の1と2の自覚症状で、めまい以外には両側の耳鳴りや耳閉塞感、頭鳴《あたまな》り、地震が来たような揺れる感じ、眼の奥の痛み、眼がしょぼしょぼする、聞こえが両方少し落ちるというような症状をともなうこともあります。
さらに進行すると、寝ているときにも同様のめまい感が続きます。それは、当然ながら患者さん本人にとっても非常に不快に感じるのです。

注意点

●最初に起きためまいが回転性であっても、その後慢性化した場合（つまりこじれた場合）、このような症状が持続的になってくることがあります。
●最初のめまいが強い回転性とは限りません。はじめからぐらぐら、ふわふわのめまい感が続くケースもあります。
●まれに小脳腫瘍や脳幹の上のほうにある中脳背側の出血、梗塞、腫瘍《しゅよう》（中脳背側症候群）でも似たような症状が出ることもありますので、頭部ＭＲＩは一度は撮っておいたほうがよいと思います。
●「脳脊髄液減少症」という病気があります（58ページ参照）。脳神経外科での診察も必要となることがあります。

●めまいが長期間におよぶと、うつ傾向になってくることがあります。このような場合はめまいが治まれば元に戻りますが、逆にうつ病が原因でふらつく、ふわふわするという場合はうつ病の治療を優先することになります。

●時に、人によって次のような症状をともなうことがありますが、そのような場合は首が原因となっている可能性を示唆します。

・頭が痛い、頭重感がある
・首や肩がこり、時に痛んだり熱感を感じることがある
・吐き気がある
・動悸《どうき》がする
・眼がかすむ、まぶしい
・眼の奥が痛い
・微熱が出やすい
・体がだるく、すぐに横になってしまう
・低気圧や台風の接近時などに症状が悪化する
・物忘れが多い

・手先や足の先がしびれる
・汗をかきやすい

⚠治療に反応しにくい？　医師も頭を悩ます

ヒトの統合中枢である大脳（軍隊でいえば司令を出す統合参謀本部）がしっかりしている若年、中年の方々は、たとえ長期間続いたとしても、いずれ回復することが多いです。しかし、高齢の方は最終的に、まれではありますが、寝たきりになってしまう可能性もあります。また、私が診察したときには、すでにそういう状況になっていた患者さんを診《み》たことがあります。しかも症状が長引くことが多いので、患者さんもつらいですが、医療サイドも頭を悩ますのです。

良性発作性頭位めまいと診断された60歳代の女性

耳鼻咽喉科医の指示で良性発作性頭位めまいの診断で運動・理学療法（浮遊耳石置換法

――体のバランスをとる耳石が定位置から移動したことで起こるめまいを、耳石を元に戻すことで治す治療法）を繰り返しおこなったところ、このふわふわ、ぐらぐらのめまいが、起きているときや座っているとき、そして寝ているときでさえずっと続くようになってしまったというケースを、何人も経験しています（耳石については第4章で詳述）。

この患者さんは、頸部ＭＲＡで右椎骨動脈に著《いちじる》しい蛇行《だこう》（動脈硬化によりくねくねと蛇《へび》が進んでいくような曲がり方）が認められ（画像1、白矢印）、左椎骨動脈も右に比べかなり細くなっていました。

右あるいは左椎骨動脈のどちらかが太く、反対側の椎骨動脈が細いという現象は生まれつき（先天性）のもので、50％の人たちに見られます。決して珍しくはありません。

でも動脈硬化が出てきますと、細いほうの椎骨動脈がますます細くなってきます。そうなれば椎骨動脈の血液の流れの速度の左右差が起こり、頭蓋骨に入ってから一本の脳底動脈に合流後に血流の乱れ（乱流）

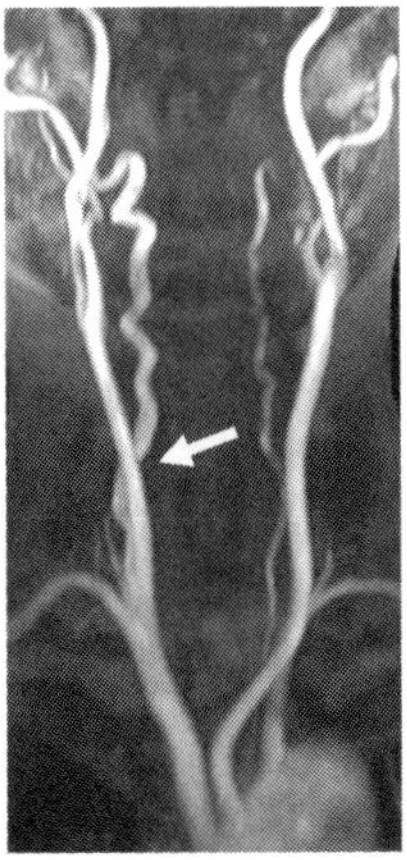
画像1　頸部ＭＲＡ
右椎骨動脈の蛇行あり
（拙著『画像と症例でみる内科医のための「危ないめまい・中枢性めまい」の見分け方』丸善出版より引用）

が生じます。

そうすると脳底動脈から枝別れした動脈が脳幹や小脳に血液を送っていますので、その場所に血行不良による機能低下を生じてきますから、それによる中枢性発作性めまいが起こりやすくなります。

良性発作性頭位めまいに対する運動・理学療法については、機能低下が内耳のみに限られた人に向く方法で、大脳や脳幹、小脳の機能が正常に働いているということを前提にしているので、脳幹や小脳、ひいては大脳の機能がこの治療法によって代償（低下した内耳機能を補足代行）されてくるのを期待しておこなっているのです。

つまり、このケースは内耳の三半規管内の耳石移動ではなく、脳幹あるいは小脳の機能が血行不良により低下しているので、このようなケースに運動・理学療法は適しません。

同様の診断を受けた別の70歳代後半の女性

エプリー法（運動・理学療法の一つ）を誠実に繰り返した結果、寝ているとき以外はぐらぐら、ふわふわのめまいが持続するようになりました。この方は頸部ＭＲＡで動脈硬化から右椎骨動脈がかなり細くなっており、さらに大脳に複数の隠れ脳梗塞もみられましたので、血行不良により脳幹や小脳、大脳の機能がうまく作動せず、持続性めまいに陥ったと考えられます。

繰り返しになりますが、人によっては**良性発作性頭位めまいという診断で、運動・理学療法を過剰におこなうと、このような持続的なめまいを生じてくることがあります。**

⚠頭部ＭＲＩやＭＲＡで異常はわかるか

ＭＲを調べても大きな異常は指摘できないことが多いです。

しかし、頭部ＭＲＩ（磁気を利用して体内の情報を断層画像化する方法）で脳そのものの異常がなければ「その人は異常なし」とするのは早計です。ちなみに、ＭＲＩでは脳腫瘍や脳梗塞、脳出血などの病気、ＭＲＡ（造影剤を使わずに動脈が画像として見られる方法）では脳の動脈の異常をみつけられます。

血行不良のような軽度の脳の微妙な変化は、現在のＭＲ装置で描出するのは困難です。

持続的なめまい

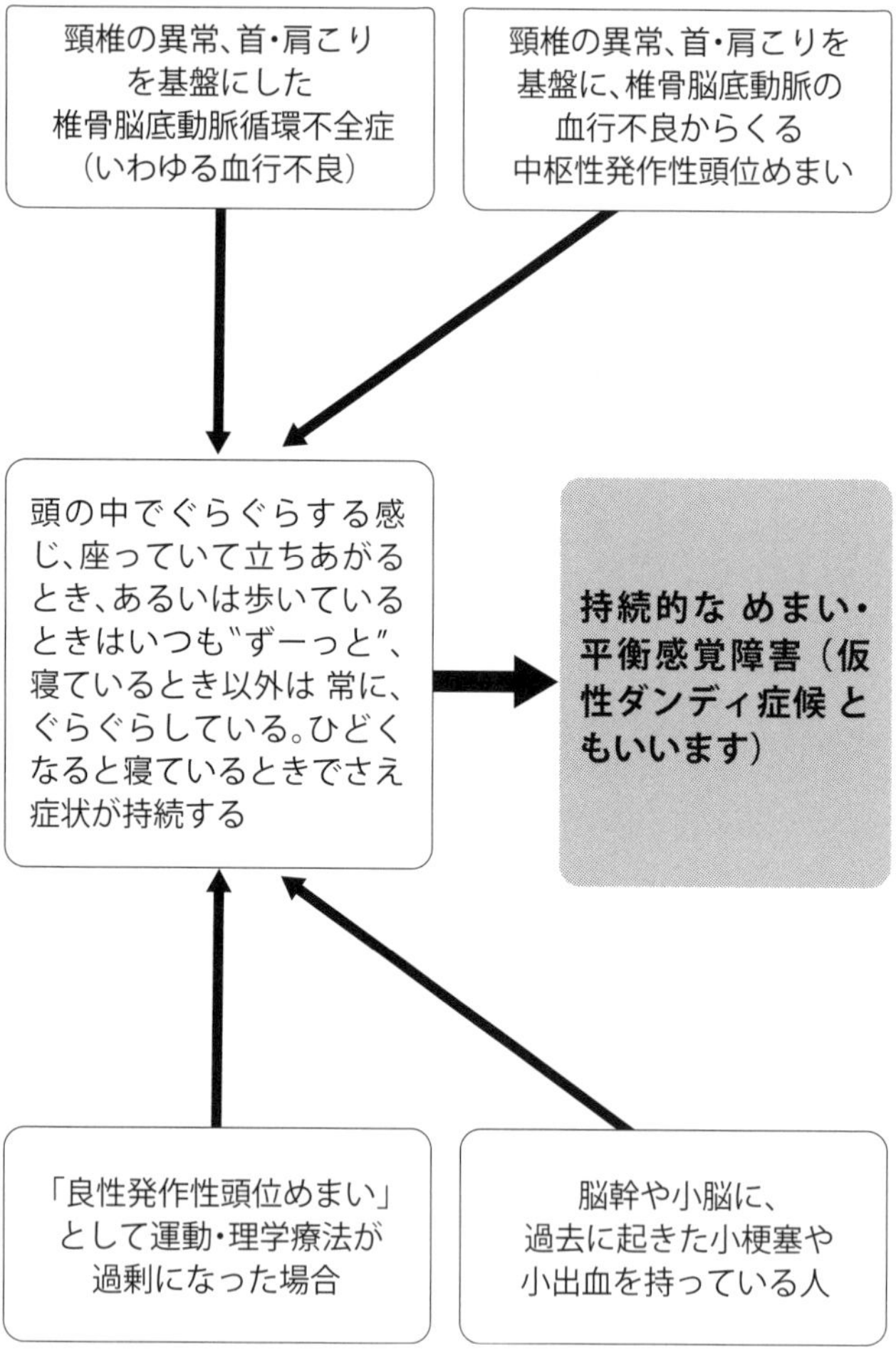

（拙著『脱・思い込みめまい診療』新興医学出版社より引用、一部改変）

3 末梢（内耳）性めまいが関係する病気

⚠耳鳴りや難聴との関係

＊良性発作性頭位めまい
特定の頭の動かし方をしたときなどに起きるめまいで、第4章102〜105ページに詳細が記載してあります。

＊前庭神経炎
難聴《なんちょう》、耳鳴りをともなわないことと、激しい回転性めまいは1回限りということが特徴的な症状です。回転性めまいを何度も繰り返さないことが多いのです。つまり何度も繰り返す強い回転性めまいを前庭神経炎とはいいません。その後は後遺症としてのふらふら感が残ることが多いです。

この病気で注意することは、ドイツでは70〜90%は脳幹の梗塞ではないかという見解も

耳の解剖図

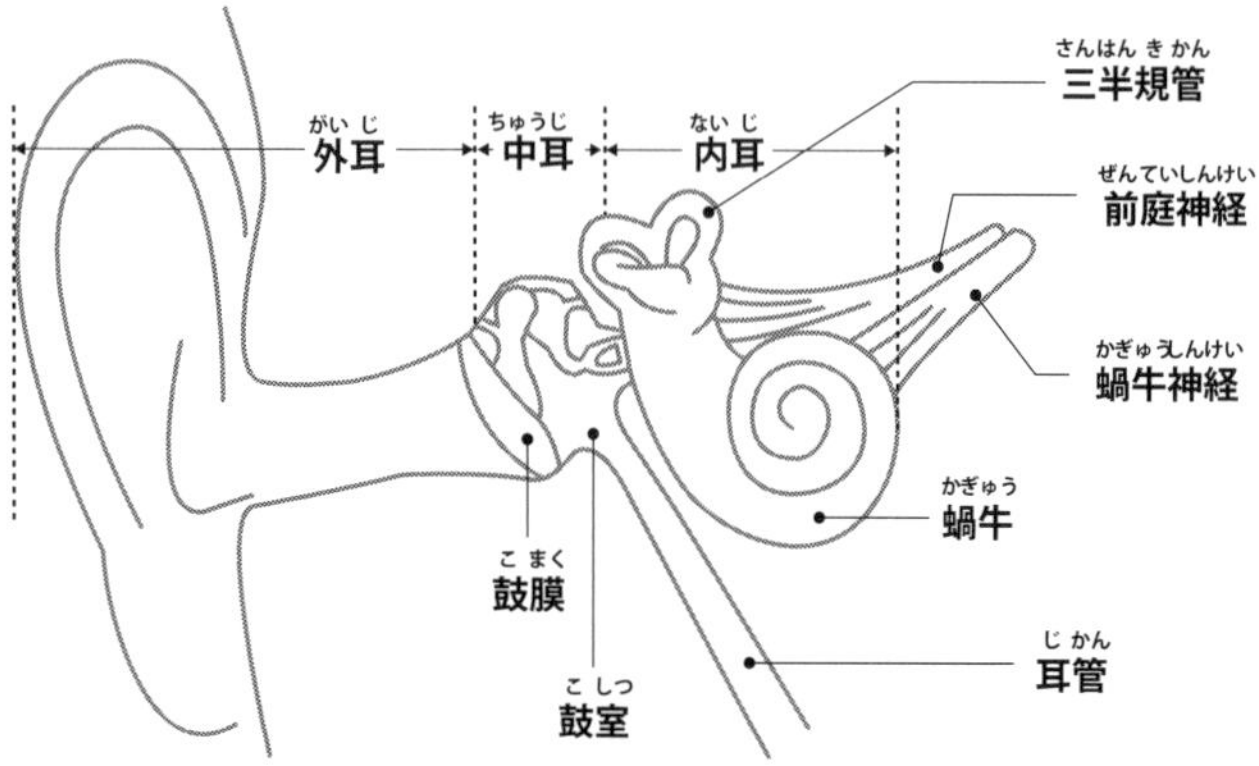

あるようです。特に高血圧、糖尿病、脂質異常症、内臓肥満、喫煙などのいわゆる危険因子を持つ人は、たとえ前庭神経炎といわれたとしても、小さな脳梗塞のことも否定できませんので頭部のＭＲＩ、ＭＲＡの画像が重要です（小さな脳梗塞はＣＴではわかりません）。

＊メニエール病

１８６１年にフランス人医師（耳鼻科医と記載されてある印刷物をみますが、当時はまだ耳鼻科という専門の科はありませんでした）のメニエールが発表したのが最初の報告です。

病態は内耳の内リンパ液が増えつづける状態の内リンパ水腫によると考えられています。

「メニエール病」の病態

蝸牛の断面図

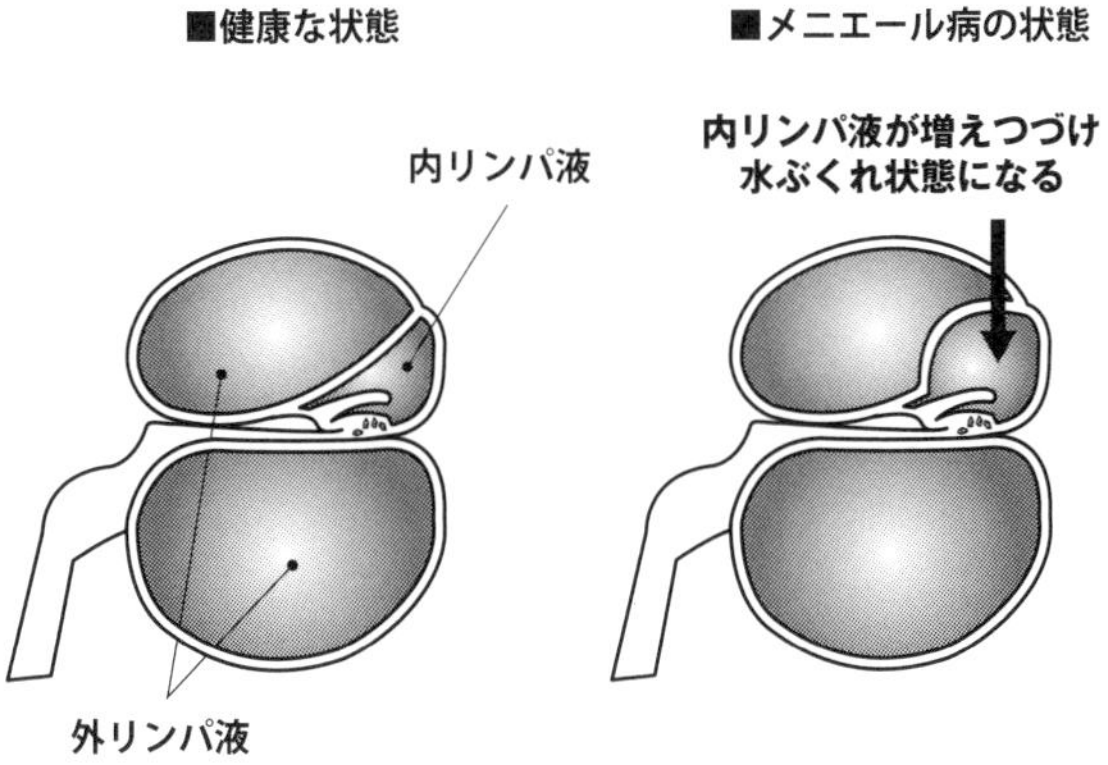
■健康な状態
内リンパ液
外リンパ液
■メニエール病の状態
内リンパ液が増えつづけ
水ぶくれ状態になる

内リンパ水腫の原因はまだ確定してはいませんが、ヘルペスウイルス説の論文も出ています。

症状は、**耳鳴りあるいは耳閉塞感が前兆になりやすく、回転性めまいが始まると、耳鳴りと難聴（多くは低い音が聞こえにくくなる障害）、耳閉塞感、人によっては耳に音が響く感じが増強し**、めまいが治まるのとほぼ同時期に耳鳴り、難聴、耳閉塞感は改善することが多いです。

つまり、**めまいと耳鳴り、難聴は連動するのが特徴です**。めまいの持続時間は10分～数時間、時には7～8時間に及ぶことがあります。メニエール病は時に両側に及ぶこともあります。

＊突発性難聴にともなうめまい

回転性めまいは1回限りです。人によってはふらふら感やふわふわするようなめまい感が続く場合がありますが、ぐるぐる回るめまいを繰り返すことはありません。もし繰り返すようなときはメニエール病を疑います。

メニエール病で、突発性難聴のような症状で初発するケースもあります。

⚠内耳炎や薬剤との関連

ウイルスが原因で内耳にも炎症を起こしてめまいが生じることがあります。

＊流行性耳下腺炎《じかせんえん》(おたふくかぜ)にともなうめまい

耳下腺が腫《は》れた後、あるいは耳下腺が腫れる前に耳鳴り、耳閉塞感、難聴が生じ、少し遅れて回転性めまいとふらつきが現れます。

＊耳性帯状疱疹《じせいたいじょうほうしん》(ラムゼー・ハント症候群)

耳の穴（外耳道）とか耳たぶ（耳介）に水疱をともなう発疹が出現し、耳鳴り、難聴、回転性めまい、顔面神経麻痺《まひ》などを生じます。症状がすべてそろうとは限りません。不全型といって、患者さんによっては症状が全部そろわない場合もあります。

＊外リンパ瘻

頭部外傷、海に潜《もぐ》ったとき、重い物を急激に持ちあげたときなどに、中耳と内耳を隔《へだ》てているところにある前庭窓、蝸牛窓《かぎゅうそう》に小さな穴が開いてしまい、内耳の外リンパ液が中耳に漏れだして難聴、めまいが急激に生じる病気です。

＊慢性真珠腫性中耳炎から波及する内耳炎

慢性中耳炎で鼓膜《こまく》に穿孔《せんこう》（穴）があったりすると、真珠腫という上皮の塊《かたまり》が中耳の内腔に形成され、中耳と内耳を隔てている壁が部分的に破壊されて内耳の外側半規管《がいそくはんきかん》（前半規管、後半規管と合わせて三半規管といい、平衡機能を司るところ）というところに穴があいて通路ができてしまい、炎症が内耳に波及してめまいが起こります。

＊内耳《ないじ》梅毒《ばいどく》

梅毒血清反応が陽性で、メニエール病と同じ内リンパ水腫を生じて、症状も同じように回転性めまいを繰り返すことが多いです。

＊遅発性内リンパ水腫

片側の高度感音難聴を起こした人が、数年〜数十年を経て、後にメニエール病とよく似た症状（回転性めまいを繰り返す）が同じ側あるいは反対側の耳に出現してくる病気です。私の「めまい」の師匠（故亀井民雄・群馬大学名誉教授）が１９７８年に日本ではじめて論文報告しました。

＊顎関節症《がくかんせつしょう》にともなうめまい（コステン症候群ともいいます）

口を開けたり閉じたりするときに「あご」がカックン、カックンと音がするのと同時にめまいが起こるのが特徴です。

＊ストレプトマイシン、カナマイシン、エンビオマイシンによるめまい

これらの薬剤は抗結核剤です。これらの薬剤を投与中に起こるめまいは、回転性めまいだけでなく、ふらつきも起こることがあります。

同時に両側の内耳機能が中等度あるいは高度低下に陥るので、眼振が出にくく、本人があまり気づかないうちに進行していくことが多いです。

ストレプトマイシン、カナマイシンは有名な注射薬ですので医師の間でもよく知られていますが、エンビオマイシンについてはあまり知られていません。

私は呼吸器内科医として結核病棟にも長年勤務していたので、この注射薬もストレプトマイシン、カナマイシンと同じようにめまいとかふらつきの副作用を起こすことがあるということを経験しています。

4 脳に起因する中枢性めまいがみられる病気

⚠椎骨脳底動脈循環不全症をめぐって

＊小脳、脳幹の梗塞や出血、腫瘍、炎症

いつもぐらぐら、ふわふわするというめまいで、後日小脳腫瘍が見つかったケースを経験したことがあります。

＊椎骨脳底動脈循環不全症

脳への血流不全である椎骨《ついこつ》脳底動脈循環不全症は、２つのタイプに分類されます。

1　ヘモダイナミックタイプ（いわゆる血行不良なので「異常なし」と判定されやすい）

2　ヴァスキュラータイプ（梗塞や、あるいは動脈などに誰の目からみても強い変化・異常がある場合）

本来はこの疾患は椎骨脳底動脈系の一過性脳虚血発作を意味するのですが、めまいだけで、

椎骨脳底動脈系

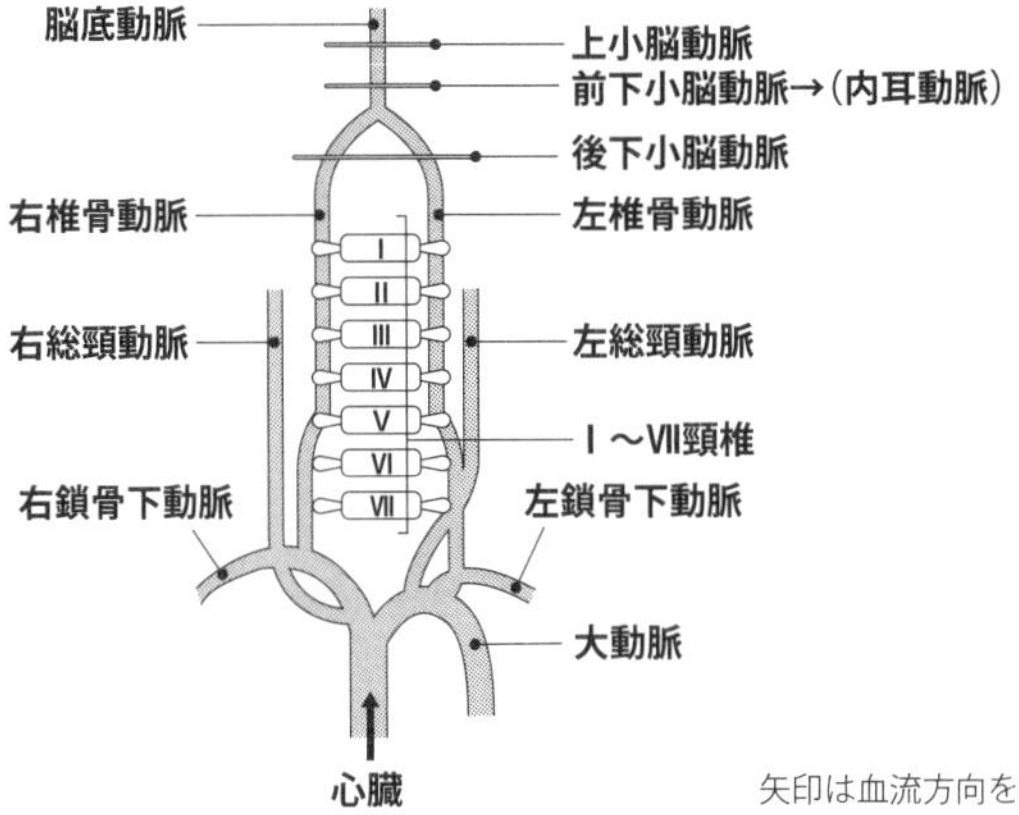

矢印は血流方向を示す

物が二重に見える、舌がもつれる、しびれるといったような他の神経症状をともなわないときは、この診断名はつけないという米国の診断基準があります。

しかしながら実地臨床ではそこまでいかない、症状が唯一めまいだけの脳のいわゆる**血行不良**（血液の凝固機能が亢進《こうしん》して血液の流れがよどみ、ドロドロになる）からくる**1**が非常に多いです。

本書で扱う椎骨脳底動脈循環不全症は主に**1**の場合です。血行不良に弱いのは内耳よりもむしろ脳幹の前庭神経核なので、耳鳴り、難聴のような耳の症状をともなうことなくめまいのみ起こるのです。

めまいの持続時間は数分程度が多いですが、数時間から長い場合は数日に及ぶこともあります。

中高年の人たちのぐるぐる回る回転性めまい、あるいはぐらぐらするような非回転性めまいは、この病気が多いのです。

多くの場合、**この病気が良性発作性頭位めまい症、メニエール病、メニエール症候群、時には前庭神経炎と診断され、治療されていることが多いと思います。**

では、血行不良による1の椎骨脳底動脈循環不全症によるめまいは、どのようなメカニズムで起こるのかといいますと、43ページの図式を参照してください。

中高年になりますと、年齢が進むにつれ糖尿病、高血圧、脂質異常症、内臓肥満、喫煙などが基盤になって、徐々に動脈硬化が進行してきます（最近は20歳代の若年者でも動脈硬化が出現しているケースもあります）。それにより椎骨動脈が若いときにはなかった屈曲、蛇行（蛇が前方に進んで行くときのように血管の形状がくねくねと曲がってくる）や、血管内腔の太さの左右差（生まれつき左右どちらかの椎骨動脈が太かったり細かったりする人が半数を占めるので珍しいことではないのですが）が目立ってきます。つまり、動脈硬化により左右どちらか細いほうの動脈がより細くなってくるのです。

椎骨脳底動脈循環不全症によるめまい

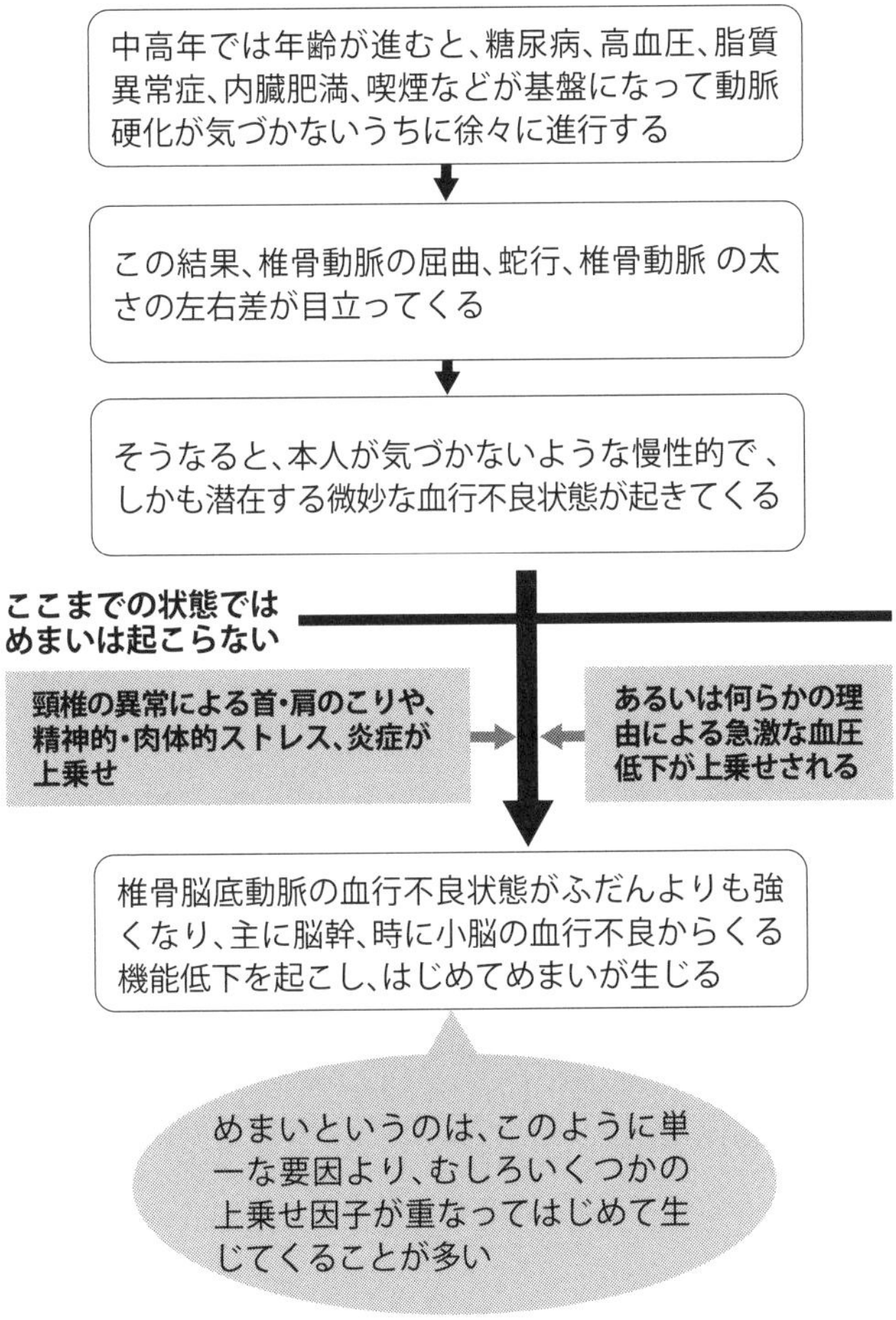
中高年では年齢が進むと、糖尿病、高血圧、脂質異常症、内臓肥満、喫煙などが基盤になって動脈硬化が気づかないうちに徐々に進行する
この結果、椎骨動脈の屈曲、蛇行、椎骨動脈 の太さの左右差が目立ってくる
そうなると、本人が気づかないような慢性的で、しかも潜在する微妙な血行不良状態が起きてくる
ここまでの状態ではめまいは起こらない
頸椎の異常による首・肩のこりや、精神的・肉体的ストレス、炎症が上乗せ
あるいは何らかの理由による急激な血圧低下が上乗せされる
椎骨脳底動脈の血行不良状態がふだんよりも強くなり、主に脳幹、時に小脳の血行不良からくる機能低下を起こし、はじめてめまいが生じる
めまいというのは、このように単一な要因より、むしろいくつかの上乗せ因子が重なってはじめて生じてくることが多い

（拙著『画像と症例でみる内科医のための「危ないめまい・中枢性めまい」の見分け方』丸善出版より引用、一部改変）

そうなると、本人が気づかないような、慢性的な椎骨脳底動脈の微妙な血行不良が潜在するようになります。でも、ここまでの段階では、まだめまいは生じません。

この状態に次のような要因が働いて、はじめてめまいが生じてくるのです。

ふだんよりも一層強い首・肩のこり、精神的・肉体的なストレス、一時的に血圧が下がる、身体や頭の位置を急に変えたりしたときのような因子が上乗せされて、ふだんから慢性的に潜在していた椎骨脳底動脈の微妙な血行不良がいつもより強くなります。

とくに精神的・肉体的ストレスですが、大きなストレスがかかったり、あるいは小さなストレスの積み重ねが生じると、血中にアドレナリン、ノルアドレナリン、コルチゾールのようなストレスホルモンが増え、血小板の凝集能が上昇して血液が粘っこくなり、血液の流れがよどむともいわれています。

この血行不良から、主に脳幹の前庭神経核、時に小脳の機能低下が生じ、そのときはじめて「めまい」を起こすのです。

回転性めまいの70歳代後半の男性

回転性めまいにて受診。高血圧でふだんから血圧を下げる薬を内服中。

初診の前日、上を向いて庭木の枝を切っていました（つまり無理に首を反《そ》らすような頭の位置、首の過伸展ともいいます）。この姿勢はめまいを誘発するだけでなく、美容院で洗髪の際、脳梗塞を起こしたケースも複数例報告されています（47ページ参照）。

翌早朝起床時に、回転性めまい、吐き気、嘔吐《おうと》が起こりました。頸椎のX線検査で強い変形を認め、首と肩のこりが非常に強く、まるで板のようでした。

頸部ＭＲＡで動脈硬化による左椎骨動脈の強い屈曲を認めました（画像2、細い白矢印）。この所見と眼振（異常な眼の動き）は一定方向への眼振が認められましたので、椎骨脳底動脈循環不全症という診断となります。

結局、背後に左椎骨動脈の強い屈曲がありましたが、これだけではめまいは起こりません。変形性頸椎症からの強い首・肩こりの状態で、さらに前日に枝切り作業で上を向いていれば、首がしまった状態、つまりこった筋肉で動脈がよけい圧

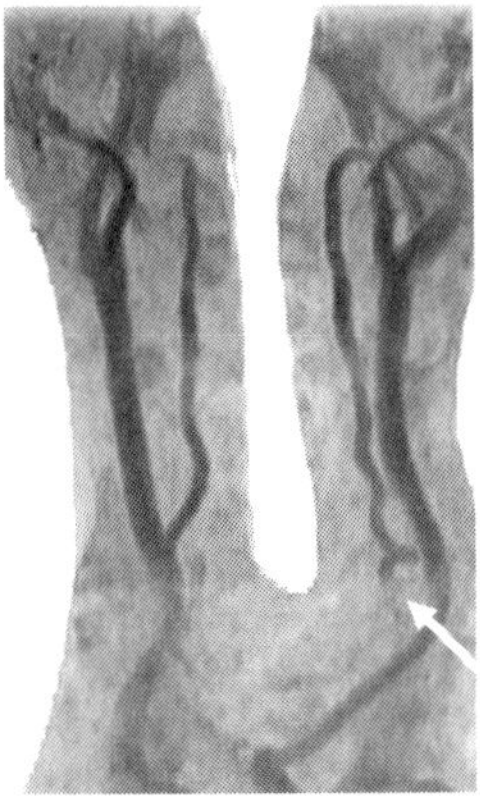

画像２　頸部ＭＲＡ
左椎骨動脈が強く屈曲
（白矢印）

排（筋肉により動脈が圧迫されて症状が起きてくる）された状況となり、それが上乗せ因子として働き、椎骨脳底動脈の収縮が起こり、血行がふだんよりも悪くなり、脳幹（特に前庭神経核）の機能低下からのめまいにつながったのです。

意識消失した50歳代後半の女性

過労状態で遠方に用事で出かけた際、回転性めまいとともに目の前がまっ暗になり（眼前暗黒）、ついで意識消失となりました。病院に搬送されてそのまま入院。

耳鼻咽喉科の診察では、「意識消失の原因は不明」とのことでした。帰宅後、当科を受診したのですが、頭部ＭＲＩは問題なし。頸部ＭＲＡにて右椎骨動脈が細く（画像3、細い白矢印）、左椎骨動脈の蛇行（画像3、太い白矢印）が目立ちました。

眼前暗黒の原因としては、心臓病、貧血、低血糖、起立性低血圧でも起こりますが、大事なのは大脳の後ろにある後頭葉の虚血です。というのは、眼からの情報はその中枢である大脳後頭葉に集まるので、その部分が虚血状態に陥ると目の前がまっ暗になるのです。

意識消失の原因は、脳幹網様体というところの虚血で起こります。

つまりこれらの部位はすべて椎骨脳底動脈から血液を供給されていますので、椎骨脳底動脈の血行不良により生じるということがわかります。すなわち耳に起因するめまいではなく、中枢性の、言いかえれば脳からの「椎骨脳底動脈循環不全症」という診断になるのです。

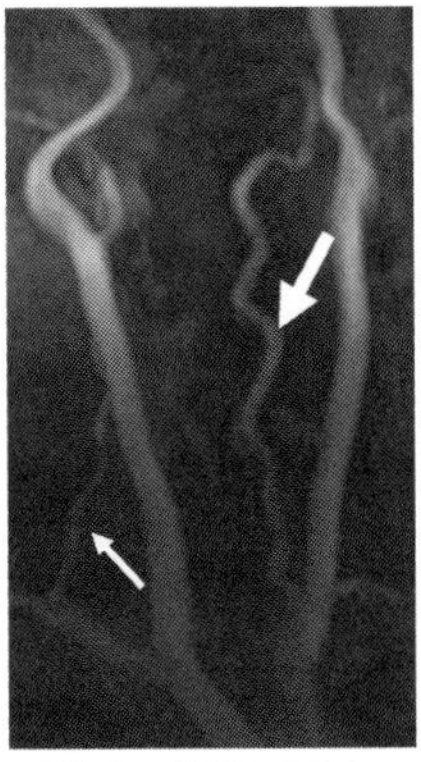

画像３　頸部ＭＲＡ
右椎骨動脈が細く（細い白矢印）左椎骨動脈が蛇行（太い白矢印）
（拙著『画像と症例でみる内科医のための「危ないめまい・中枢性めまい」の見分け方』丸善出版より引用）

＊美容院（脳卒中）症候群

１９９３年に米国で５例報告された症候群です。美容院で女性が洗髪する時に首が過伸展（伸びすぎ）され、洗髪中またはその後に、椎骨脳底動脈領域や内頸動脈領域の脳梗塞を発症したとのことです。そしてうち４人は65歳以上の高齢者で３人の女性にめまいをともないました。

頸椎の変形、片側の椎骨動脈がもともと細いとか動脈硬化を有する高齢の方は要注意。

美容院での洗髪のときには、あまりこうした極端な頭位を取らないようにしたほうがいいと報告されています（Michael I. Weintraub, MD:JAMA, April 28, 1993−Vol 269,No16より引用、一部改変）。

私の考えですが、特に高齢で、首・肩こりで頸部筋が緊張していると、首を過伸展した際に、軽ければめまい、まれには脳梗塞を起こすリスクが高まると思います。

⚠くも膜下出血などの怖いケース

＊脳に起因する中枢性発作性頭位めまい

中枢性発作性頭位めまいについては、第４章に詳細に述べてあります。

＊悪性発作性頭位めまい

脳幹と小脳の間に位置していて脳脊髄液が満ちているところを第４脳室といいますが、その周辺での、腫瘍、出血、大きな梗塞などで起こる短時間の頭位変換性のめまいをいいます。頻度はまれですが、時に命にかかわることがあります。第４章にも記載があります。

＊聴神経腫瘍

前庭神経に発生する腫瘍が主で、聴神経そのものから出る腫瘍は1割程度です。ふらつきと耳鳴り、聴力低下が生じます。前庭神経と聴神経は隣り合わせに存在しますので、前庭神経に発生する腫瘍が聴神経を圧迫するために聴こえが落ちて耳鳴りがするようになります。時間をかけて大きくなってくる良性腫瘍です。

＊くも膜下出血

ハンマーで後頭部を殴られたような頭痛が突然起こるのが主な症状ですが、時に回転性めまいをともなう場合があります。また、1カ月間に4回も激しい回転性めまいが起きて、その後にくも膜下出血を起こした中年の男性のケースを経験したことがあります。

＊大脳に起因するめまい

めまいを起こす脳の場所は、平衡機能を司る脳幹とか小脳が主体ですが、まれには大脳が関係するめまいも存在します。非回転性めまいとは限りません。回転性めまいのこともあります。前庭神経は最終的に大脳の頭頂葉にまで行っていますが、その部位の虚血を生じると、大脳性の回転性めまいが起こり得ます。

次のケースは一見内耳性のめまいのようでしたが、頭部ＭＲＡで動静脈奇形が認められ、このためのめまいと判明しました。

大脳性の回転性めまいの40歳代の女性

20秒程度の回転性めまいと、その後のぐらっとするめまいが数回あったとのことで受診しました。

眼振は良性発作性頭位めまいのような所見でしたが、頭部ＭＲＡにて動静脈奇形（画像4、黒矢印）が発見されました。動静脈奇形とは、脳の中で動脈と静脈が直接つながって塊をつくっている状態で、破けると脳出血を起こすことがあります。

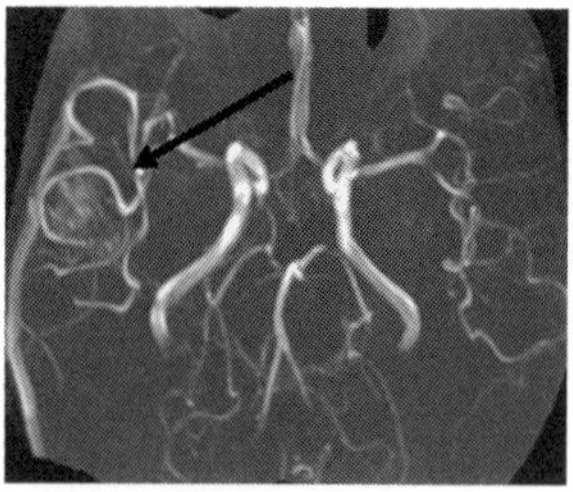

画像４　頭部ＭＲＡ
動静脈奇形（黒矢印）
（拙著『画像と症例でみる内科医のための「危ないめまい・中枢性めまい」の見分け方』丸善出版より引用）

5 思いがけないことから起きるめまい

⚠こんなことからもめまいが生じる

本書では、他書にあまり記載されていない事項についても述べてみたいと思います。たとえば、**カリウムの異常とか、脱水、低血糖、高血糖、貧血でもめまいがすることがあります。**

私自身、かつて約10年間耳鼻科医としてめまいの人たちを診てきました。繰り返しますが、めまいといえば耳鼻咽喉科的なめまいを連想する方が多いと思いますが、必ずしも内耳に関連するめまいとは限りません。

人の体は神経や血管の複雑な連絡網で構成されていますので、全体像を把握しながら広い視点で見ていくことも重要です。

＊カリウムの異常でめまいがする

高カリウム血症でもめまいがすることがあります。この場合、不整脈になることがあり、それによって脳の血流障害でめまいにつながります。

＊高齢になると脱水でもめまいがする

高齢になってくると、電解質の一つであるカリウムの異常とか、軽度の脱水でもめまいがすることがあります。次に具体的なケースをご紹介します。

師走も深まった12月の下旬、80歳で一人暮らしの女性が、回転性めまいがあって吐き気があり、食事も水分も十分とれないとのことで病院にいらっしゃいました。

眼の動きからは良性発作性頭位めまいと同じ眼振でした。でも、境界型の糖尿病（糖尿病予備軍）があり、動脈硬化もありそうで、私は中枢性の発作性頭位めまいを考えました。頭部ＭＲＩを至急検査でおこないましたが問題なく、採血で脱水所見が認められました。この方に対し、年末とお正月には水分をこまめにとるように指示をしたところ、年明けにはめまいも吐き気も治まり、元気になっていました。

＊熱中症でもめまいがすることがある

毎年夏に報道されている熱中症でも、Ⅰ度の場合は立ちくらみ、Ⅱ度で失神を含めためまい、Ⅲ度になると意識消失前に起こる小脳障害による平衡失調、ふらつきが出現することがあります。

＊貧血、低血糖によるめまい

貧血になれば当然息切れとか、脳が全体的に酸欠状態になりますので、めまいがしやすくなりますし、たとえば血糖の異常、低血糖、高血糖の状態でも回転性めまいを生じることがあります。高血糖のめまいはまれですが、低血糖で目の前がまっ暗になった若い人もいました。特に脳は、血糖値の低下に敏感に反応しやすいです。

胃がん、大腸がん、出血性胃潰瘍のような消化器系の病気で出血がある場合にも貧血状態となり、めまいを生じます。

60歳代半ばの男性が、胃がんからの出血で回転性めまいを起こしてきたことがあります。高齢の男性で大腸がんでやはり出血が続き、ふらふらするめまいを起こしたこともありました。

潜在性貧血（隠れ貧血）でもめまい感が出ることがあります。潜在性貧血とは、ふつう、健診でおこなう赤血球数やヘモグロビン量は正常値なのですが、主に肝臓に蓄えられるフェリチン（貯蔵鉄）だけが減っている状態をいいます。

フェリチンはお金でいえば、貯蓄に当たります。つまり、財布の中のお金は十分でも銀行に預けてあるお金はわずかという状態です。

鉄分を補給し、この値を改善すれば、めまいやめまい感が改善してくる場合がありま す。めまいというのは、微妙な異常が影響していることがあるのです。

特に高齢になってくると、食事量も減ってきますし、胃からの鉄分の吸収が悪くなってきますので、貧血になりやすくなります。

ただ、潜在性貧血という一歩手前の状態でも、気づかずにめまいやめまい感が長引くことがあります。

＊血液疾患によるめまい

真性多血症（赤血球増加症）や特発性血小板増加症では、血液を固める作用のある血小板がかなり増えますので、血液が粘っこくなり、血栓《けっせん》を生じやすくなります。内耳ならば突発性難聴、あるいは心筋梗塞、また脳血管の中に血栓が生じて場所によっては回転性めまいが起きることもあります。

＊膠原病にともなうめまい

膠原病《こうげんびょう》の場合、血管炎を起こしていることがあるので、脳の血行不良や梗塞になりやすく、めまいを生じやすいです。

＊妊娠中に起こるめまい

妊娠初期に軽いめまい感を生じることがあります。

＊薬剤によるめまい

まれですが、抗めまい薬は血流改善作用がありますが、メリスロン、セファドール、セロクラール、サアミオン、カルナクリン、カリクレインなどでもめまいがするという人が中にはいます。他には抗精神薬、抗不安薬（たとえばジェイゾロフトやパキシルなど）、血圧を下げる薬（降圧剤）でもめまい感やふらつきが決して多くはありませんが、人によって出現することがあります。

かつて気管支喘息《ぜんそく》によく使うテオドールという気管支拡張剤によるめまいの方を診たことがあります。

＊心臓病を背景としためまい

ぐらぐらするめまいで来院し、眼振は良性発作性頭位めまいと同じでしたが、脈は不整で心電図にて発作性心房細動がみつかったケースがあります。

他には脈が遅い徐脈《じょみゃく》、脈が速くなる頻脈《ひんみゃく》、上室性や心室性の期外収縮、房室ブロック、ペースメーカーを装着中の方などでも、脳全体の血行不良によるめまいを生じることがあります。

＊甲状腺疾患にともなうめまい

甲状腺機能亢進症、甲状腺機能低下症、いずれも心臓機能に負担をかけるため、めまいを起こすことがあります。甲状腺機能低下症でぐらぐら、ふわふわのめまいが持続していた方を診たことがあります。

＊急性散在性脳脊髄炎

炎症による脱髄（神経の軸索《じくさく》を覆う髄鞘《ずいしょう》が破壊される）疾患でワクチン接種やウイルス感染後に発熱、めまい（時に回転性）、ふらつき、歩行障害などの症状が出ます。発熱、複視と回転性めまいで発症し、アデノウイルスによると思われた60歳の女性を診たことがあります。

＊多発性硬化症

中枢神経の脱髄が複数の個所に起こる病気ですが、病因としてウイルス感染説、自己免疫説があります。女性に多い病気で、約80％が15～50歳までに発症します。脳幹や小脳もおかされやすく、回転性めまいを生じることがあります。

＊片頭痛関連めまい

めまい発作を反復する傾向があります。片頭痛《へんずつう》を起こしたことがある人、あるいは片頭痛に光過敏、音過敏、閃輝暗点《せんきあんてん》（キラキラ輝くものが見える視覚の異常）のような症状をともなったことがある方はこの病気を疑います。

めまいと片頭痛が同じ時期に起こることが多く、めまいは多くは回転性で、時に非回転性のこともあります。めまいの持続時間は数分〜数時間〜一日中とさまざまです。

*眼科的なめまい

高齢の方で、眼鏡が合わなくてぐらつきのめまいが起こることがあります。眼鏡を矯正《きょうせい》することにより、めまいは改善します。

⚠脳神経外科的なめまい

*脳脊髄液減少症

たとえば、むちうち症などの外傷をきっかけとして、脳脊髄液が硬膜から漏れて減少し、起立性頭痛を初期症状として、めまい、ふらつき、耳鳴り、聴力低下、耳閉塞感、目の症状として、光がまぶしい、視野に光が飛ぶなどの多彩な症状が出る疾患です。その他、自律神経症状としては、微熱、動悸などがあります。

さらに、これらの症状が雨の降る前や、台風の接近により悪化することもあります。

私は、30歳代の女性でむち打ち症の既往《きおう》があり、長期間ぐらぐら、ふわふわのめまい感が常にあると訴えて受診したケースを診たことがあります。

＊正常圧水頭症

髄液が脳の中にある脳室にたまってしまい、周囲の脳が圧迫されて認知症のような症状やふらつき、排尿障害が出現する病気です。主にふらつきとか歩行障害が出やすいのですが、時に回転性めまいのことがあります。

＊慢性硬膜下血腫

高齢男性に多く、脳硬膜と脳の間に血液の塊が形成される病気です。

「軽く頭をぶつけた」とか、わりあい軽度の頭の外傷に起因することが多いです。

ふらつきが主体ですが、「近頃倒れやすくなった」とか「足がもつれる」といったような症状の方もいます。

70歳代の男性で、数カ月前に頭を物干しざおに軽くぶつけて、その後にふらつきと足のもつれを訴えて受診、当日撮った頭部ＣＴでこの疾患が判明し、緊急手術になったケースがあります。

＊神経血管圧迫症候群

動脈硬化により蛇行を生じた頭蓋骨内の椎骨動脈、前下小脳動脈などから、前庭蝸牛神経（第8脳神経）が圧迫を受け、短ければ数十秒、あるいは2〜3分から数分程度の回転性めまいを繰り返し起こすようになります。短時間のめまいが何度も繰り返して起こるのが特徴的です。

⚠こんなまれなケースも

＊てんかんにともなうめまい

まれですが、てんかんの人が回転性めまいやふわふわする非回転性めまいを起こすことがあります。

一般的にはてんかん発作が治まってくる状態のとき、あるいは発作が消えていくときにめまいが生じるといわれていますが、発作と時期が異なるときにめまいを起こす場合もあります。

＊大動脈炎症候群（高安動脈炎）にともなうめまい

大動脈や鎖骨《さこつ》下動脈、椎骨動脈、頸動脈などのメインの動脈に炎症を起こし、血管内腔が狭くなったり、閉塞したりしますので、椎骨動脈の閉塞による血行不良状態でめまいが起こることがあります。

大動脈炎症候群の60歳代後半の女性

20歳代のときに大動脈炎症候群と診断されていました。寝ていて頭を左下と右下にしたときにめまいがするとのことで来院。

眼振（異常な眼の動き）は良性発作性頭位めまいと同じでしたが、右椎骨動脈が脳底動脈に合流する直前で閉塞しており、左椎骨動脈もかなり屈曲していて、これらの動脈の血行不良による脳幹あるいは小脳の機能低下からくる「中枢性発作性頭位めまい」を起こしたと判断されました。

このケースは、脳血流を改善する薬でめまいは消えました。

＊鎖骨下動脈盗血症候群

症状は特徴的で何かの動作をするときに、左の腕を上に挙げた途端にめまいがすることで、この病気を疑います。

＊抜歯後のめまい

抜歯の際に、たとえば3本を一度に抜くようなことをすると、場合によっては回転性めまいや突発難聴の原因になることがありますので、注意が必要です。

第2章

「めまい難民」にならないために

1 低い首への関心

⚠患者さんの悩み

最近は、「めまいは内耳」という考えに基づいた医療が実践されていることが多く、患者さんを広い視点で診《み》ていこうという考えが忘れられているような雰囲気を感じます。

ある知り合いの方の話ですが、「テレビでめまいの番組を見ていると、内耳にある三半《さんはん》規《き》管《かん》の耳《じ》石《せき》が原因の『良性発作性頭位《りょうせいほっさせいとうい》めまい』のことが話題になることが多い。耳鼻咽喉科へ行くと『良性発作性頭位めまい』の診断で、運動・理学療法（正式名は浮遊《ふゆう》耳《じ》石《せき》置《ち》換《かん》法《ほう》）を指示されるが、自分では首からくるめまいだろう、と考えているのに、どうも納得いかない。首とめまいの関連について詳しい医師はいないのでしょうか？」という質問が高齢者からくるとのことです。

同じような悩みを抱える多くの患者さんに、首とめまいの関連についてなるべく広く知っていただきたいと思います。

⚠「頸椎や首の異常」とめまいの関係

「頸性《けいせい》めまい」という診断名はあるのですが、頸椎《けいつい》にかなり変形、つまりとげのような骨《こっ》棘《きょく》がみられて、それによって椎骨動脈が圧迫されてめまいが生じるというほどの客観的な変化（誰が見ても異常といえる）がないと「頸椎異常からくるめまい」と考えない傾向があるようです。

日常の臨床では、そこまでの変化がみられる人はそれほど多くはありません。微妙な変化や所見をめまいとの関連を勘案《かんあん》しながら治療していくのは、「こじつけ」ではなく、患者目線に立つ最前線の医師の仕事と私は考えています。

実際、「頸椎の変化があまり明確ではなくても、めまいや脳の虚血症状を示す場合がある」と**整形外科のテキストブックにしっかりと記載されています。**

かつて私自身も、若いころ耳鼻咽喉科でめまいの患者さんを診ていたときには、頸椎や首の異常によるめまいにはほとんど関心がありませんでした。

しかしながら、内科に異動してからは、首とめまいの密接な関連に気づくようになりました。

前にも書きましたが、最近は仕事上（事務、ソフト開発など）や趣味（ゲーム）でのパソコンや、スマートフォン、携帯、タブレット端末、電子書籍などを**「うつむき姿勢」で長時間操作することにより、ストレートネックや後彎《こうわん》の患者さんが、20～30歳代の人たちも含め以前よりも増えています。**

それに、スーパーのレジ係、保育士、編み物や縫い物が好きな人、さらに趣味や仕事で何かを彫ったり、囲碁、将棋、台所仕事、美容師、理容師、調理師、農作業、ピアノ演奏、読書でもうつむき姿勢を取りがちです。

また、逆に上を向く作業の多い左官業、そして長距離トラックやタクシーなどのプロの

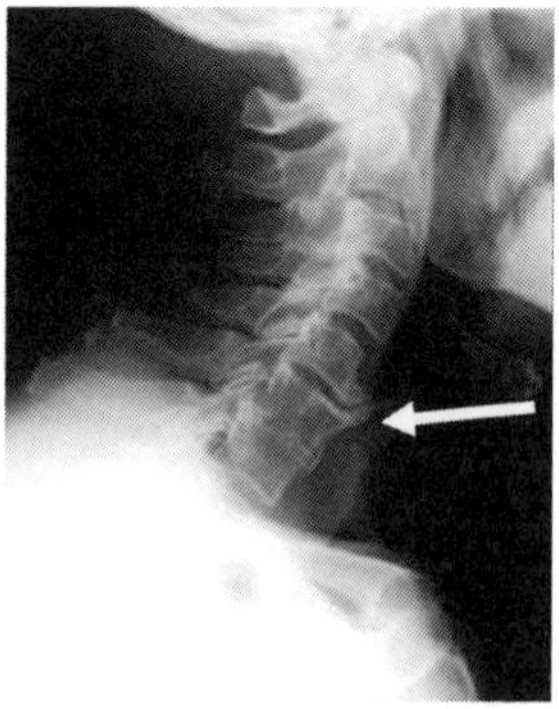

画像５　頸椎Ｘ線写真
70歳代男性
変形性頸椎症、白矢印は変形を示す

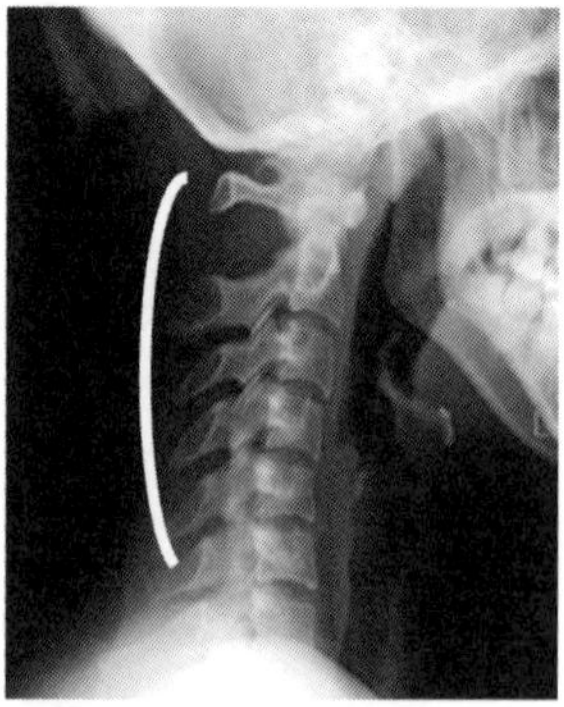

画像６　頸椎Ｘ線写真
20歳代女性
後彎、仕事上長時間パソコンを操作

ドライバーでも長時間の前傾姿勢でやや上を向くことにより、頸椎の変形、ストレートネック、後彎を来《きた》しやすいです。

ただ、変形性頸椎症やストレートネック、後彎の人たちのすべてにめまいや頭痛が出現するとは限りません。でも、こうした不良姿勢がめまいや頭痛の原因になることがよくあるのです。

「外来で診るすべてのめまいの人の50～60％は良性発作性頭位めまいである」という意見もありますが、頸椎X線を撮りますと、頸椎の変形（画像5、白矢印）や、後彎（画像6）、ストレートネックが判明することがよくあります。

頸椎のX線写真を撮り、このような所見があれば、やはりそれをめまいと関係ありと認識することが重要なのです。

⚠首に関連する症状

めまいに次のような症状をともなう場合は、首に原因がある可能性がありますので参考にしてください。

第1章27ページの症状と重なる項目がありますが、注意したい症状です。

・頭が痛い、頭重感がある
・首や肩がこり、時に痛んだり熱感を感じることがある
・吐き気がある
・動悸《どうき》がする
・眼がかすむ、まぶしい
・眼の奥が痛い
・微熱が出やすい
・体がだるく、すぐに横になってしまう
・低気圧や台風の接近時などに症状が悪化する
・物忘れが多い
・手に力が入りにくい
・特に靴ひもを結ぶときなどのように下を向くと、よけいにめまいがしやすい
・口の周囲や舌のしびれ感

・肩甲骨《けんこうこつ》の間がこったり、痛んだりする
・頬のあたりのしびれ、あるいは違和感
・両側の耳鳴りや頭鳴《あたまな》り（頭の中で耳鳴りと同じような音がしている）がする

2 めまい難民の実態

⚠どの科にかかればいいか

頸椎に異常が認められる人では、頸部筋群の緊張（首・肩こり）と、頸部の後方に位置して脳の後ろのほうに血液を供給している椎骨動脈のまわりを取り巻く交感神経、特に椎骨動脈起始部に密に分布している交感神経叢《そう》（神経が集合して網目状になっているところ）が重要です。

めまいや頭痛と首の関連性については、日本の伝統医学では昔から知られていますが、西洋医学では今まで重要視されてこなかったので各科の盲点になっています。

耳鼻咽喉科（耳からのめまい）と内科や神経内科、脳神経外科（脳からのめまい）、整形外科の谷間で患者さんが右往左往し、「めまい難民」をつくる要因となっています。

⚠めまいの大半は耳鼻咽喉科疾患？

「めまいの8〜9割は耳鼻咽喉科疾患である」と考える医師が内科ではまだ少なくないと思います。

また、めまいを専門としない耳鼻咽喉科医でも、めまいの大半は、メニエール病か良性発作性頭位めまい、あるいは前庭神経炎だろうという考えがあります。かつて私もそう考えていました。

このため以前、特に内科ではメニエール病、メニエール症候群という病名が多く、「めまいといえばメニエール」という時代がありました。

ところが、近年はメニエール病に代わって、今度は「良性発作性頭位めまい」という診断名が多くなってきています。

いずれも耳鼻咽喉科的めまいの代表的な病名です。

⚠内科を受診する人と耳鼻咽喉科を受診する人のギャップ

この事実は医師の間でも認識が薄いようです。これは私が両方の科をまたがって診療してきたからこそ、日常痛感していることです。

一般的に、耳鼻咽喉科的なめまいは、耳鳴り、難聴《なんちょう》、耳閉塞感のような症状をともなわない良性発作性頭位めまいや前庭神経炎は別として、多くは片側の（時に両側）耳閉塞感、耳鳴り、難聴をともなうことが多くあります。

時には音が耳に響くことがあり、病気によっては聴力が悪化と改善を繰り返す（聴力変動といいます）こともあります。

私が大学病院や国立病院の耳鼻咽喉科でめまいを診ていた頃は、患者さんは一旦内科を通ってから紹介されてくるケースが少なくなかったと記憶しています。

たとえば、内科で、「あなたの場合は、耳からきているめまいが疑われます」とのことで、耳鼻咽喉科へ紹介されれば、当然耳が関与するめまいの人が多くなるはずです。

すべてのめまいの大半は耳鼻咽喉科的なめまいという意見もありますが、それは他科で

一般内科外来におけるめまい患者の年齢別頻度

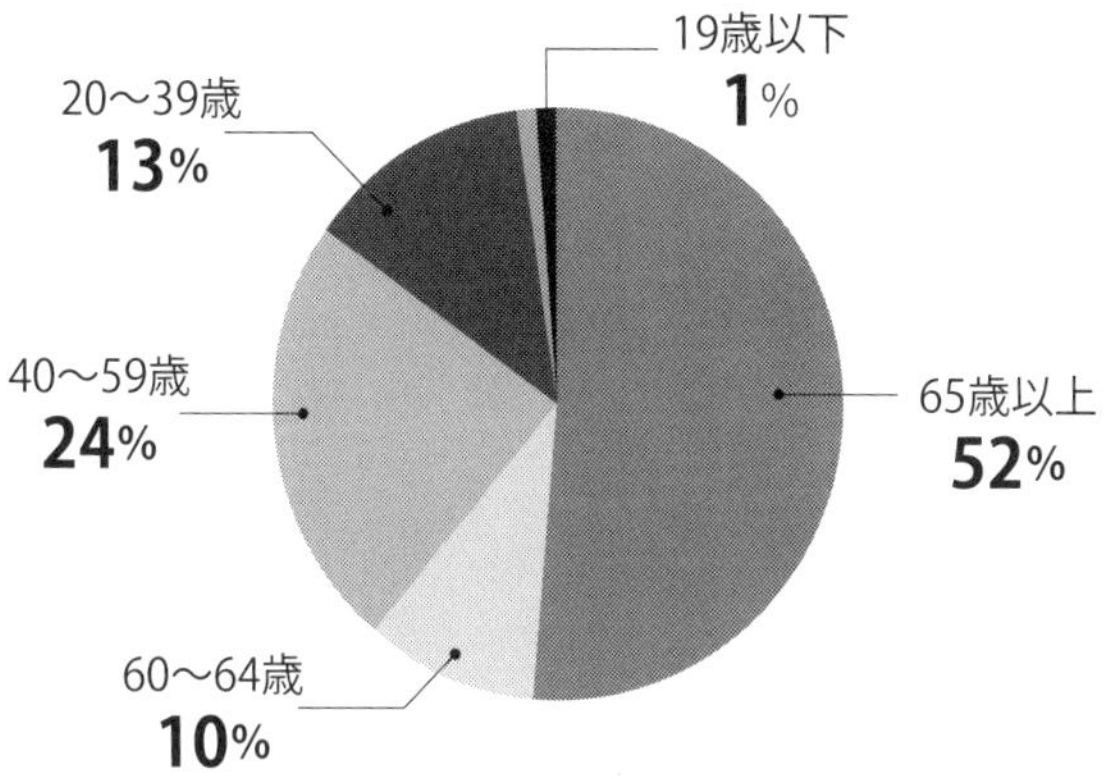

ふるいにかけられてから（スクリーニングされてから）受診するケースのデータを参考にしているのも一因と思います。

内科では、高齢の方によくみられるような、ふだんから存在する耳鳴りは別として、めまい発作にともなって、耳の聞こえがよくなったり悪くなったりする現象（聴力変動）が起きたり、あるいは耳鳴りが大きくなったり、小さくなったりするようなことはそう多くはありません。

内科から耳鼻咽喉科への紹介は回転性めまいが主体です。

いずれにせよ、めまいがあればとりあえず内耳三半規管からのめまい、それなら耳鼻咽喉科という短絡的な思考プロセスは得策ではありません。

73ページのグラフに、2007年1月〜2008年12月の2年間において、私が経験した一般内科外来におけるめまい患者の年齢別頻度を示します。このデータからわかるように、60歳以上の人が62％を占めています。

さらに、中高年者は86％と圧倒的に多いので、このことからも耳に関連するめまいは内科においては、耳鼻咽喉科に比べ決して多くありません。というのは、中高年者は動脈硬化を背景にした中枢性めまいが主体で、椎骨脳底動脈の血行不良によるめまいが多いからです。

因《ちな》みに、横須賀市の衣笠《きぬがさ》病院でも内科でめまい外来を担当していますが、80〜90％が65歳以上の高齢の方たちです。

⚠背後に重大疾患が隠れていることがある

近年、医師会の講演会や、新聞、テレビでも、内耳の耳石に起因する「良性発作性頭位めまい」がよくみられるありふれためまいとして取りあげられています。

一般内科医、総合内科医、めまいを専門としていない耳鼻咽喉科医の間では、この「良性発作性頭位めまい」とほぼ同じ眼振《がんしん》（異常な眼の動き）所見を呈する「中枢性《ちゅうすうせい》発作性頭位めまい」についてはあまり関心がないようです。

しかしながら、**時に背後に小脳梗塞《こうそく》や、**脳幹《のうかん》梗塞、**確率は決して多くはありませんが椎骨動脈瘤《どうみゃくりゅう》などが隠れていることもあります。**また、頭部ＭＲＩの特殊な方法でみると、**小脳や脳幹に微小出血が認められることがあります。**

良性発作性頭位めまいとして認識されていると、「耳からくるめまいなので頭部ＣＴやＭＲなど必要ない」という、以前ほど多くはないですが、いまだ根強い意見もあり、たいへん残念なことですが、見過ごされてしまうこともありうるのではないかと私は危惧《きぐ》しています。

⚠ 臨床医学は経過をみることが重要

一般的に、めまいが治まれば、患者さんはたとえ脳卒中や心筋梗塞を起こしたとしても、耳鼻咽喉科を受診することはありません。それ故、私が耳鼻咽喉科でめまいを診療していた頃は、めまい後の経過については知りようがありませんでした。

ところが、内科ではめまいがよくなっても、ふだんから合併症を抱えた人が多いので、その先もずっと診ていくことになります。患者さんの経過を追っていくことによって、臨床経験や医学知識が豊富になっていくのです。

したがって、私はめまい後、その人がどうなるかをつぶさに観察してきました。

内耳が原因の「良性発作性頭位めまい」と区別できない眼振所見で、早ければ約1カ月後、1~2年後あるいは数年後とかに脳血管障害（脳梗塞、脳出血、くも膜下出血）や、時には数カ月を経てから狭心症、心筋梗塞を起こした人を、多くはありませんが複数例経験しています。

こうしたケースもふり返って考えれば、原因は内耳よりむしろ動脈硬化からくる血管の硬さ、もろさによる血行不良（血液の流れのよどみ）、つまり中枢性発作性頭位めまいと考えられます。

⚠縦割り医療の弊害

こうした各診療科間の横の情報がスムーズにいかないということは、それぞれの専門科による「縦割り医療の弊害」といえます。

私は、長年の臨床経験に基づき、「良性発作性頭位めまい」と診断されている人たちの中に、はるかに多くの首や脳からの「中枢性発作性頭位めまい」が含まれていると考えています。

現今の医療では、大半のめまいは「内耳の三半規管の耳石に基づく良性発作性頭位めまい」という考えでおこなわれているように思えるということは前にも申しあげました。

確かに、浮遊耳石置換法でよくなる人たちがいることは確かです。しかしながら、最近増加しているパソコン、スマートフォン、携帯を長い時間休みなく操作した結果としてのストレートネック、さらに後彎、その他の頸椎異常や、動脈硬化を背景にした中高年、特に高齢の患者さんがこの運動・理学療法をおこなっても治《なお》らなかったり、かえって悪化してしまったりすることが臨床の最前線では少なからずあるのです。

今や日本は世界でも有数の超高齢社会が進行しつつあります。団塊《だんかい》の世代がすでに65歳を超え、高齢者の仲間入りをしていますし、「危ない中枢性めまい」も増加してきています。

内科では、めまいがよくなっても、高血圧や糖尿病などで長期間診ていくことになります。こうした生活習慣病を持った中高年の人たちのめまいは、動脈硬化を基盤にして、頻度は決して多くはありませんが、脳血管障害や心筋梗塞、狭心症の前兆になることがあります。こうした現象は決してこじつけではありません。

１３６ページ（画像25）で紹介する患者さんは、「良性発作性頭位めまい」と同じ眼振所見で、頸部ＭＲＡにて、両内頸動脈が50％狭窄《きょうさく》（動脈の内腔が狭くなる）、左椎骨動脈低形成（発育不全）、右椎骨動脈起始部狭窄があり、さらに狭心症でステント（人体の管状の部分を管内から広げる医療機器）が入っているという、脳と心臓に強い動脈硬化のある方でしたが、めまい後11ヵ月経過したところで脳梗塞を発症しました。

また、70歳代後半の女性で、「良性発作性頭位めまい」と同じ眼振所見を呈し、頭部ＭＲＡで中大脳動脈が狭窄（動脈の内腔がかなり細くなる）しているというケースがありました。

この人たちのめまいはまさに「危ないめまい」です。

こうしたケースでは、ＭＲ画像検査を実施しないと、眼振所見だけで「内耳に起因する『良性発作性頭位めまい』ですので心配ありません」と診断されてしまい、患者さんにとって大事な所見が見逃されてしまいます。

⚠イエローカードになるめまい

高血圧、糖尿病、脂質異常症、内臓肥満、心房細動、喫煙のような危険因子を抱えた中高年の患者さんにとって、**めまいはイエローカード、警告。**信号でいえば、黄色信号になりえます。

でも赤信号ではありませんし、それほど頻度が高いわけではありません。

重要なことはそれをきっかけに生活習慣を変えていくことなのです。

いたずらに不安にならないことです。

以前、ある人からこんな質問を受けたことがあります。

「海外から帰国した際、空港で回転性めまいを起こしたことがありましたが、その後も特に何も起こしていません。それはどうなのか？」と。

ここで誤解していただきたくないのは、危険因子を持った人がめまいを起こしたとしても、多くの人たちが脳卒中や心筋梗塞、狭心症を生じるわけではありません。

大切なことは、背景にある動脈硬化です。危険因子を抱えた人がめまいを起こすということは、動脈硬化からくる椎骨脳底動脈の血行不良のことが多いので、つまりそのような人はもう一つの脳に行く動脈である内頸動脈領域にも動脈硬化を生じている可能性が高いということです。そうなれば、脳梗塞のリスクもありうるということを示唆しています。

ただ、より具体的に述べますと、たとえそのとき小脳梗塞を起こしたとしても、異常な眼の動き（眼振）も、めまいもまったく出ない人がいます。中には立ちくらみ程度のめまいですんでしまう人もいます。そして後日になって、たまたま撮った頭部ＭＲＩで判明することもあるのです。

自覚症状がないからといってまったく安心というわけではありません。

繰り返しますが、大切なことはめまいをきっかけとして、生活習慣を変えていけばよいのであって、決して不安をあおっているわけではありません。

また、血液をサラサラにする抗血栓薬《こうけっせんやく》の内服なども、頸動脈エコーで問題なければ必要ありません。

ただ、危険因子を一つ以上抱えている方は、たとえ、「良性発作性頭位めまいですので心配ありません」といわれたとしても、**ＭＲ画像検査を受けておくほうが無難ではないか**と考えています。

また、専門家でも「良性発作性頭位めまい」と区別することが困難な「頸椎症が原因の中枢性発作性頭位めまい」のような場合もあります。

日本の伝統医学ですでにいわれているごとく、**首とめまいは密接な関連性があると私は考えています。**

また、**首が原因のめまいでも良性発作性頭位めまいとよく似た眼振所見がみられるという私と同意見の米国の耳鼻咽喉科医も存在します。**

現在のところ、米国においても首とめまいの関連性を指摘して、治療もおこなっている医療施設は全米を探しても限られているようです。この点では日本と同じような医療事情です。

第3章

危ないめまい

1 脳の病気が疑われるとき

⚠回転性めまいが生じたら

「危ないめまい」とはどういうめまいをいうのかと、疑問に思う方もいると思います。内耳からの情報を前庭神経を介して直接に受ける脳幹《のうかん》とか、眼球の動きをスムーズにし、体の平衡《へいこう》機能もコントロールしている小脳の場合、梗塞《こうそく》、時に出血、まれに腫瘍《しゅよう》、炎症などでも、一見耳が原因のめまいとよく似た回転性めまいが生じることがあります。

大きさや場所によってはそのまま放置できない、そして時には命にかかわることもありますので、これを我々医師の間では「**危ないめまい**」と称しています。大脳からでも危ない回転性めまいを生じることがありますが、まれです。

ここで誤解していただきたくないのは、**すべての脳の病気がめまいを起こすとは限らない**ということです。主に脳幹とか小脳の病変が主体で、大脳由来のめまいは非常に少ない

現代の中高年の人たち

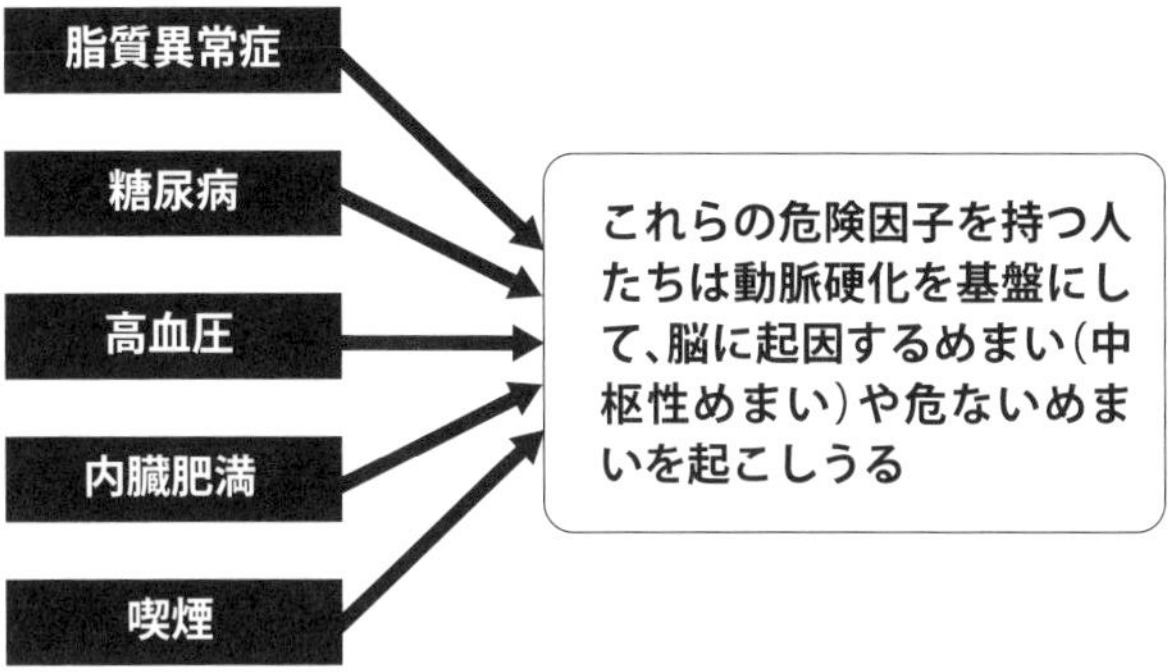

（拙著『画像と症例でみる内科医のための「危ないめまい・中枢性めまい」の見分け方』丸善出版より引用、一部改変）

です。

ではどのような人たちがこうした危ないめまいを起こしうるのかは、上の図を参考にしてください。

⚠要注意の症状

めまいに以下の症状をともなうときは「脳からの危ないめまい」を考えます。

・頭痛、特に後頭部痛が重要
・しびれまたは感覚の異常感、片半身の麻痺、たとえば顔面を含む半身のしびれや、片側の手と唇のしびれ
・複視（物が二重にみえる）。ただ乱視で

輪郭が二重に見えるのは違う
・舌のもつれ（構音障害ともいう）
・短時間の意識消失（数分以内）
・眼前暗黒（眼の前がまっ暗になるだけでなく、人によっては真っ白になることも）
・平衡失調（体の中心軸のぶれ）、歩きにくい（歩行障害）、いつものようにしっかりと立てない
・耳の後ろ、あるいは首すじの痛み

ふだんは肩こりや椎骨動脈の血行不良でも起こりますが、時に解離性椎骨動脈瘤でも耳の後ろから首すじにかけて強い痛みが生じることがあります。痛みはかなり強いと記載のある本がありますが、必ずしもそうではなく、時には痛みが軽度のこともあります。

めまいに、以上のような症状をともなったらそのまま様子を見ないで、その日のうちに病院を受診することです。それに、たとえ症状が一旦治まったとしても当日中に診察を受けたほうがよいです。

受診する科は、神経内科、脳神経外科、時間外なら救急外来（救急部）です。

⚠頭蓋内疾患によるめまい

次に小脳腫瘍、さらに脳腫瘍の一つである聴神経腫瘍、小脳梗塞と小脳出血によるめまいのケースを取りあげます。

小脳腫瘍の90歳代の男性

前立腺がんで放射線療法を受けた既往《きおう》があります。めまい感、ふらつきと吐き気が続いているとのことでした。

頭部ＭＲＩにて前立腺がんの転移性小脳腫瘍が発見されました。（画像7、白矢印）

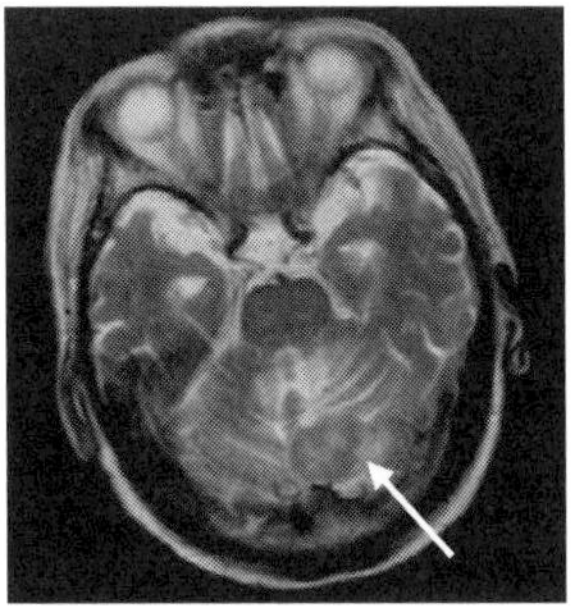

画像７　頭部ＭＲＩ（白矢印：前立腺がんの小脳転移）
（拙著『画像と症例でみる内科医のための「危ないめまい・中枢性めまい」の見分け方』丸善出版より引用）

聴神経腫瘍の80歳代の男性

糖尿病性腎症と高血圧にて通院中でしたが、1カ月前から左右へのふらつきと、ふらふらするというめまい感が出現したとのことでした。頭部MRIにて聴神経腫瘍（良性腫瘍です）が発見されました。（画像8、白矢印）

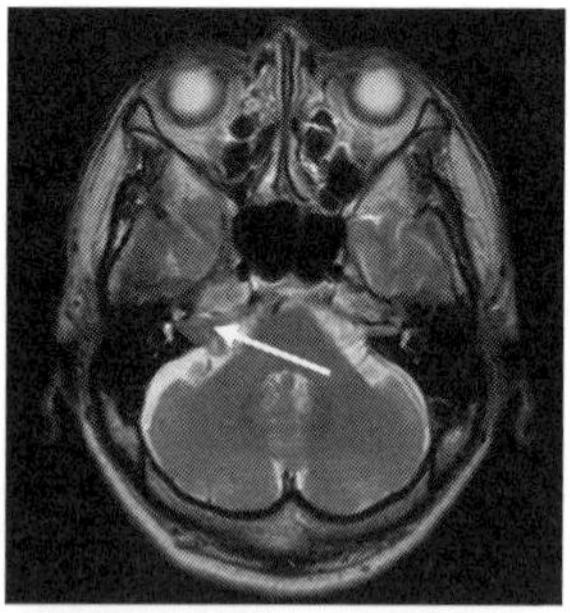

画像8　頭部MRI（白矢印：聴神経腫瘍）
（拙著『画像と症例でみる内科医のための「危ないめまい・中枢性めまい」の見分け方』丸善出版より引用）

亜急性小脳出血の60歳代後半の男性

ふらふらするめまいが続くとのことで受診。高血圧症があり、血圧は200／110と高く、糖尿病もコントロールが悪い状態でした。眼振《がんしん》（眼の異常な動き）は一見耳からのめまいのように見えましたが、頭部MRIで急性期を過ぎた（亜急性）小出血が認められました。（画像9、白矢印）

小脳出血の典型的な3つの症状は、

①　激しい回転性めまい
②　強い後頭部痛
③　吐き気と強い嘔吐《おうと》

といわれています。

でも人の身体は教科書どおりではありません。実際の臨床では、一見軽いふらつきのようでも、小脳出血のことがあるのです。

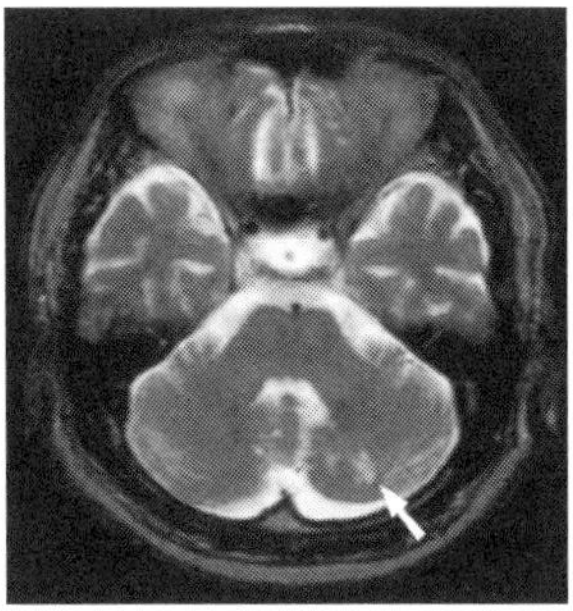

画像9　頭部MRI（白矢印：小脳出血）
（拙著『プライマリーケア―医のためのめまい診療の進め方』より引用）

小脳に小出血の70歳代の女性

急にぐらぐらするめまいとふらつき、軽度の舌のもつれを生じましたが、当日撮った頭部CTでは特に問題なしでした。

めまいとふらつきは翌日にはかなり改善していました。後日の頭部MRIのT2スターと称する特殊な撮り方で小出血が小脳に認められました。（画像10、白矢印）

頭部CTは、短時間で撮れますし、とりあえず重大なものはないかどうかを見るには優《すぐ》れているのですが、微妙な所見については、後日頭部MRI、MRAで確認しておくほうが安心です。

繰り返しになりますが、教科書的には小脳出血の症状は、激しい回転性めまい、強い後頭部痛、吐き気と強い嘔吐とありますが、必ずしもそうとは限らず、比較的軽い症状のこともあります。

中脳に小梗塞の40歳代の女性

立っていたら眼の前がまっ暗になり（眼前暗黒）、横になったとたんに回転性めまいが出

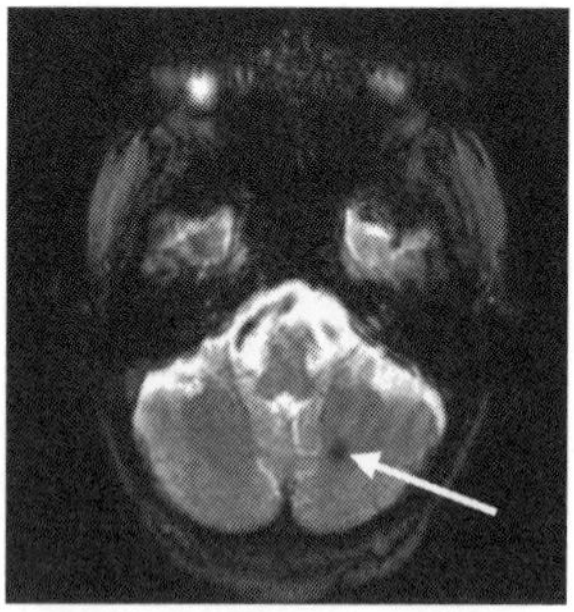

画像10　頭部MRI（白矢印：小脳の小出血）

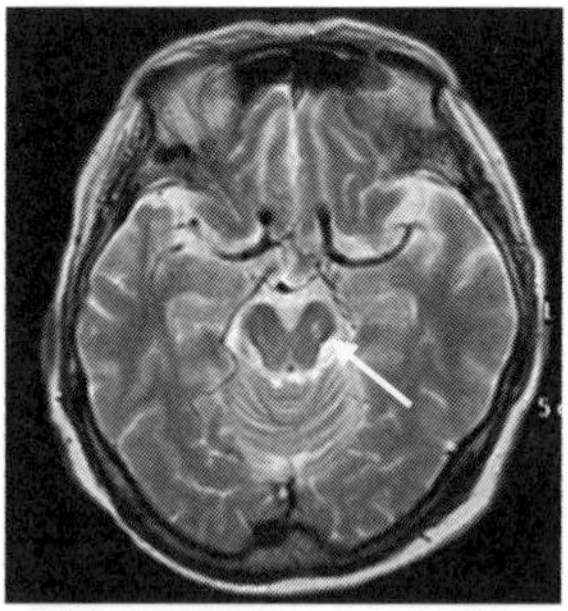

画像11　頭部MRI（白矢印：中脳の小梗塞）
（拙著『画像と症例でみる内科医のための「危ないめまい・中枢性めまい」の見分け方』丸善出版より引用）

現しました。

頭部ＭＲＩにて左の中脳（脳幹の上のほう）に小さな梗塞が認められました。（画像11、白矢印）

回転性めまいがあれば耳、つまり三半規管からのめまいを想起する傾向がありますが、このケースのように眼の前がまっ暗になるという症状は大脳の後頭葉の虚血（血液が十分供給されない状態）を意味しますので、まず脳からのめまいを考えたほうがいいです。

小脳梗塞の80歳代の男性

頭の位置を変えたときの回転性めまいで来院。眼振は内耳に起因する良性《りょうせい》発作《ほっさ》性《せい》頭位《とうい》めまいと同じでした。

当日の頭部ＣＴは問題なし。でも、後日の頭部ＭＲＩにて比較的大きな小脳梗塞が判明しました。（画像12、白矢印）

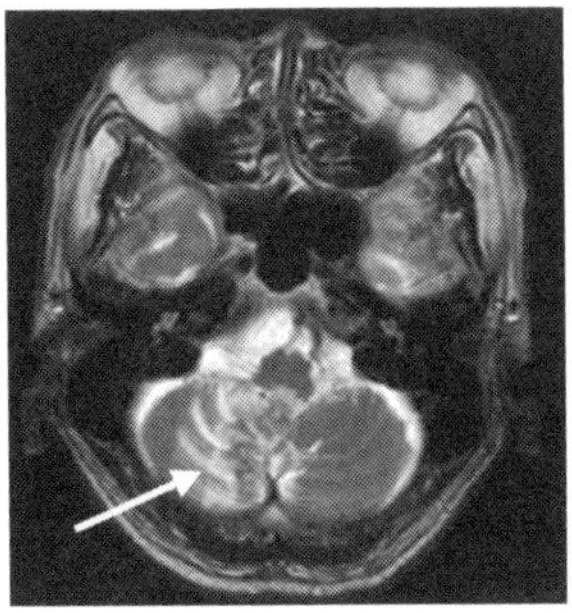

画像12　頭部ＭＲＩ（白矢印：小脳梗塞）

（拙著『画像と症例でみる内科医のための「危ないめまい・中枢性めまい」の見分け方』丸善出版より引用）

頭部ＣＴでは、起こしてまもなくの梗塞は画像には出ませんので、主治医に依頼して後日、頭部ＭＲＩ、ＭＲＡを撮っておくことをおすすめします。

小脳に陳旧性梗塞がみられた50歳代の男性

糖尿病があり、過去に回転性めまいが２時間持続し、その後は何の後遺症も残さなかったとのことでした。

この方は非常に強い回転性めまいがあったと話していましたので、頭部ＭＲＩを調べたところ、小脳に陳旧性《ちんきゅうせい》（時間の経った古いという意味）の小さな梗塞が見つかりました。（画像13、白矢印）

回転性めまいは耳、つまり三半規管《さんはんきかん》からのめまいであると考える人たちが多いですが、

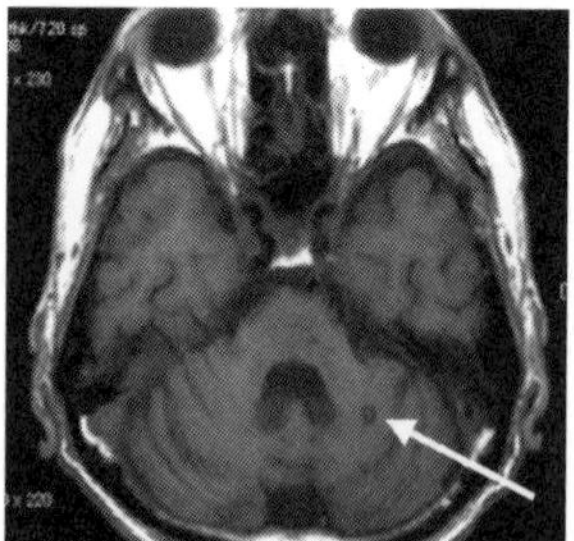

画像13　頭部ＭＲＩ（白矢印：陳旧性の小さな脳梗塞）
（拙著『画像と症例でみる内科医のための「危ないめまい・中枢性めまい」の見分け方』丸善出版より引用）

このようなケースがたまにありますので、思いこみはＮＧです。

回転性めまいで小脳梗塞を起こしたとしても、中には立ちくらみ程度の本当に軽いめまいですんでしまう人もいますし、眼振もめまいもまったく出ないで、後日になってたまたま頭部ＭＲＩを調べてはじめてそれとわかる人もいます。

画像で危険な兆候が判明するケース

軽度のめまいで受診した80歳代の男性でしたが、頭部ＭＲＩで2・4×2・0センチの大きな動脈瘤《どうみゃくりゅう》が見つかりました。（画像14、白矢印）

この男性は、危険因子の一つである高血圧を持っていました。

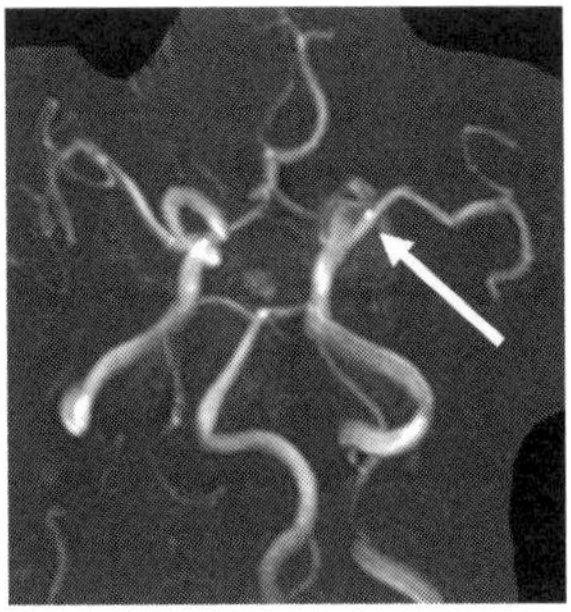

画像14　頭部ＭＲＡ（白矢印：大きな脳動脈瘤）
（拙著『画像と症例でみる内科医のための「危ないめまい・中枢性めまい」の見分け方』丸善出版より引用）

2

めまいを軽視しないほうがいい理由

⚠めまい発症後を追跡

危ないめまいは、必ずしも脳から（中枢性《ちゅうすうせい》）とは限りません。血液疾患や循環器疾患（心臓病）にともなうめまいもあります（詳細は53、54、56ページ参照）。

熱中症にともなうめまいについては、第1章でのべました（53ページ参照）。

一方で、めまい後に脳卒中を起こした人の確率をみてみましょう。

私が横須賀共済病院に勤務していた頃の調査では、60歳以上の人たちの場合、めまい発作後に脳血管障害を起こした確率は2・9％でした。

また、最初はめまいのみの症状だけでしたが、その後10年間の追跡により、5％の人が脳卒中を起こしていたという国立循環器病研究センターの報告があります（宮下光太郎他『脳血管障害によるめまい』Equilibrium Res, Vol.71,(3),2012)。

また、めまいを起こし、ＭＲＡで脳動脈瘤が発見される確率について説明します。

脳動脈瘤は頭部ＭＲＡで発見されます。さらに精査が必要なときは、ＣＴＡ（造影剤を使っての CT angiography）を施行することがあります。

私が勤務していた横須賀共済病院では、１９９６年からＭＲＡが撮れるようになったので、脳動脈瘤のチェックが可能になりました。

データが少々古いですが、１９９６年1月から２００２年12月までのめまい初診患者総数は１７３５例、うち20例が脳動脈瘤と判明しました。

次に代表的な症例1〜4を挙げます。

この方たちは、特に良性発作性頭位めまいと区別できない同じ眼振所見を示しながら、脳動脈瘤が発見されたケースです。

多くの場合、脳動脈瘤はＭＲＡでないとわかりません。

「良性発作性頭位めまいなので、内耳が原因ですから脳を調べる必要なし」という意見を耳にしますし、あるいは頭部ＣＴのみの検査で「問題ありません」といわれる場合があると思います。

重要なことは、脳動脈瘤はたとえあったとしても、頭部ＣＴではなかなか発見できません。また、頭部ＭＲＡで発見される頻度も決して多くありません。

1　60歳代女性、高血圧と回転性めまいあり。良性発作性頭位めまいと同じ眼振所見で、9年後に6ミリの脳動脈瘤が発見されました。この方はときどき後頭部痛がありました。

2　60歳代男性、中枢性発作性頭位めまいを起こした後5年して、頭痛と半身のしびれで救急にて受診。頭部ＭＲＡにて脳動脈瘤が判明しました。

3　70歳代女性、ふわーっとする非回転性めまいで受診。中枢性発作性頭位めまいでしたが、念のため撮った頭部ＭＲＡで脳動脈瘤が発見されました。

4　80歳代女性、高血圧あり。中枢性発作性頭位めまいと診断。頭部ＭＲＡで脳動脈瘤が認められました。

特に高齢の方や、メタボリック症候群を抱えた中年の方などは、めまいで頭部を調べることは必要と考えています。

いずれにしても、「めまいで頭部を調べる必要はありません」と患者さんに話をする医師は、以前に比べてだんだん少なくなってきました。

たとえば、頭部ＣＴでは微妙な脳病変や血管病変を発見できません。

以前は、学会においても、「脳に起因するめまいを示唆する自覚症状や眼振、診察時に脳の病変を疑うような所見がなければ、頭部を調べる必要はない」という見解がありました。

しかしながら、最近は患者さんのニーズもありますし、特に日本では、高齢化が世界最速で進んできています。

高齢の方たち、特に高血圧、糖尿病、脂質異常症、喫煙、心房細動（心臓が速く不規則に拍動する）、内臓肥満などの危険因子を抱えている方たちは、危ないめまい、脳が原因の中枢性めまいを起こすことがあるということを頭の隅《すみ》に入れておいたほうが無難でしょう。

危険因子を持つ高齢の方は危ないめまい、中枢性めまいを起こすことがある

↓

めまいを起こしたら、一度は頭部をＭＲで調べたほうがよい（内科学会誌にも記載あり）。頭部については、ＣＴよりＭＲのほうが情報が多い

⚠ 一見立ちくらみのようなめまいでも脳梗塞だった症例

最近経験した80歳代前半の男性の症例で、軽いめまい感程度で、頭部ＣＴでは問題ありませんでした。

ところが、後日撮った頭部ＭＲＩで、視床《ししょう》という末梢《まっしょう》の情報が脳に到達する途中経路にあたる場所に、頭部ＭＲＩの拡散強調画像という特殊な方法により、新しい梗塞があることが判明しました（画像15、矢印）。

この方は、朝、立ちあがったときにくらっとして、その後ふらふら感が続くという症状で受診してきました。

眼振は認めましたが、それ以外は特に問題なく、抗めまい薬でめまいは消えてしまいました。

実際の臨床では、ほんの少々のめまいでも、このケースのように決して頻度は多くないのですが、梗塞を起こしていることがあります。

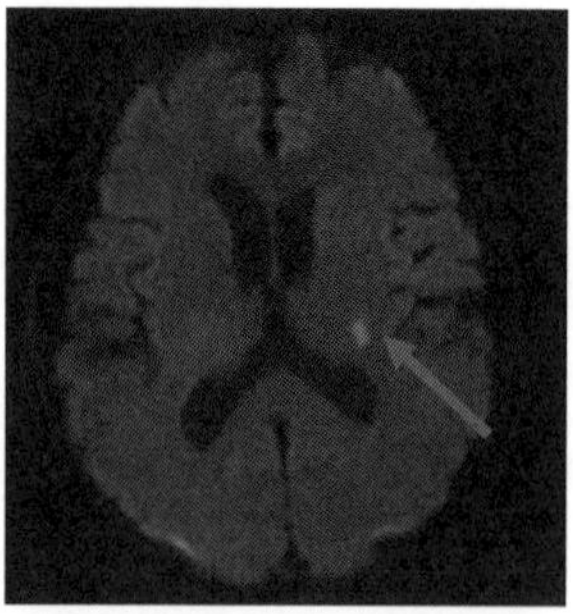

画像15　頭部ＭＲＩ、拡散強調画像（矢印：視床に小梗塞あり）
（拙著『脱・思い込みめまい診療』新興医学出版社より引用）

一見立ちくらみのような軽いめまいであっても要注意

↓

視床梗塞や小脳梗塞のことがまれにある

危ないめまいを起こすようなケースには、このようにそれなりの背景因子（危険因子）があります。

このケースのような「高齢」という因子だけでなく、

①高血圧
②糖尿病
③脂質異常症
④内臓肥満
⑤喫煙
⑥心房細動

などを持っている人たちは、めまいを起こした場合、たとえ1回のめまいだけで治まったとしても、単なる「疲れかな」と思わず、たまにはこういうこともありうるということを知っておいたほうがよいと思います。

ある人は、「ストレスを感じた後、めまいを起こしましたが、その後何もなかったですよ」と話していましたが、軽度のめまいで脳梗塞のケースは非常にまれです。

大概は大丈夫です。でも、従来はそれすらも十分わかっていませんでした。一般に「抗めまい薬でめまいが治まってしまえば、脳の検査など必要ない」という考えの医師が今でも存在するのです。

検査をおこなって、特に何もなければそれに越したことはないので、心配事を抱えないようにしたほうがいいでしょう。

第4章

めまいについてもっと知る

1 良性発作性頭位めまい

⚠3つの発作性頭位めまい

めまいには種々の疾患《しっかん》がありますが、比較的頻度の高い疾患として広い意味の発作性頭《ほっさせいとう》位《い》めまいが挙げられます。

症状は、ある一定の頭の位置（頭を右下にする、あるいは左下にするようなとき）を取ったときや、頭を枕につけるとき、寝床から起きあがるときにぐるぐる回ったり、ふらふらしたりするめまいを起こします。

発作性頭位めまいは、一般に頭の位置により方向が変わる方向交代性の眼振《がんしん》（眼の異常な動き）がみられることで他の病気と区別されます。

発作性頭位めまい（広い意味での）は次の3つに分けることが可能です。

① 良性発作性頭位めまい

②　中枢性《ちゅうすうせい》発作性頭位めまい
③　悪性発作性頭位めまい

⚠最もよくあるめまい？

「めまいと言えばメニエール病」は、一時代前のこと。

今はめまいと言えば「良性発作性頭位めまい」が最多で、最もありふれためまい症といわれる時代です。でも、はたしてそれは真実なのでしょうか？

私はこの意見にもろ手を挙げて賛成できかねます。

一般的に医学の診断名は、その時々によって一種のはやり、すたりがあるのも事実です。そして、いつのまにかその病気の診断名がだんだんと減っていくという現象がよくみられます。

自覚症状は、洗濯物を干す際、上を向いたときに急に回転性めまいが起きたとか、寝ていて右下頭位あるいは左下頭位に寝返りを打ったときや、寝ていて起きあがろうとするとき、寝ようとして枕に頭をつけるときなどにやはり回転性めまいを生じます。

内耳の耳石移動

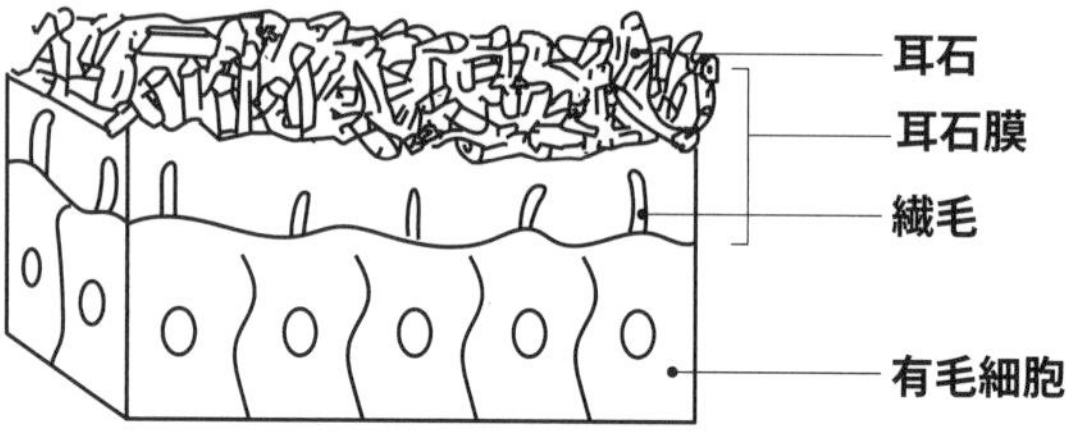

卵形囊、球形囊の中には平衡斑と称するそれぞれ水平 と垂直方向の頭の動きを感じる感覚器官があって、ゼリー状の耳石膜の中に極小の耳石と称する炭酸カルシウムの結晶と繊毛が入りこんでいる。そして、たとえば頭の水平方向の動きに際して、耳石が水平方向に移動するので、これを感覚細胞である有毛細胞が感じてこの刺激(情報)を前庭神経を介して脳に送る

良性発作性頭位めまいは、自覚的に耳鳴りがなくて耳の聞こえも問題ないのが特徴的です。

最近、耳鳴りとか軽い聴力低下をともなっても良性発作性頭位めまいと診断される場合があるようですが、それはむしろ、中枢性発作性頭位めまいに内耳の血行不良(血流のよどみ)がともなったと考えられます。

めまいの持続時間は数秒~数十秒~1分程度というような短い時間です。

前に紹介したフレンツェル眼鏡を使いますと、特有の異常な眼の動き(眼振)がわかります。

良性発作性頭位めまいは、内耳の耳石《じせき》（１０４ページ参照）移動が原因と今のところいわれています。

この疾患は、前庭器官と称される卵形嚢《らんけいのう》というところから、時間が経って変性してしまった耳石が塊となって（耳石塊《かい》といいます）隣接する内耳の三半規管《さんはんきかん》のうちの後半規管や水平（外側）半規管の中を浮遊するか、あるいはこれらの三半規管の膨大部内にあるクプラという有毛細胞から伸びている長い毛の束のところに、耳石塊が付着してしまうかのどちらかであるとの見解がなされています。

そして治療については、浮遊《ふゆう》耳石《じせき》置換法《ちかんほう》（運動療法、理学療法とも称する）が効果ありとされています。

しかしながら、この内耳の耳石説はまだ「仮説の域」を脱しておりません。

運動・理学療法でめまいがよくなる人は問題ありません。気をつけなければならないことは、人によってはこの治療法をあまりやりすぎると、不快なめまい感（ぐらぐら、ふわふわ）が常に持続するようになり、治療にも反応しにくくなってしまうことがあります。

後のページでも触れますが、首が元の原因になっていて、脳に起因する「中枢性発作性頭位めまい」の人に、良性発作性頭位めまいの運動・理学療法をおこなうと、かえってめまいが悪化することもあります。

薬物治療はあまり効果がないという意見もありますが、私の四十数年にわたるめまい診療（耳鼻咽喉科約10年プラス１９８０年に内科に異動、めまい外来開設も含め三十数年）の経験では、人の体は個人差がありますので、その人に合った薬を選んだり、組み合わせや内服量を変えたり工夫すれば、めまいはほぼ改善ないし消失します。

抗ヘルペスウイルス薬の登場

次は抗ヘルペスウイルス薬が劇的な効果を示した、「良性発作性頭位めまい」と診断されるはずの、あるいは他院ですでにそれと診断されていたケースです。

私が内科の最前線でめまい診療に携《たずさ》わっていますと、ふだんよく処方されている抗めまい薬でも効果を示さないケースに遭遇します。しかしながら、次の患者さんたちは抗ヘルペスウイルス薬が効《き》きました。代表的なケースとして5人の方を取りあげます。

1　40歳代の男性——眼振所見では、三半規管の一つである後半規管型といわれている良性発作性頭位めまいの典型例（耳鼻咽喉科を受診すれば、その診断名がつくはずです）でしたが、よく使われる抗めまい薬ではまったく効果がありませんでした。本人の希望もあり、抗ヘルペスウイルス薬のファムシクロビル（商品名：ファムビル）を処方したところ、めまいも眼振も完全に消えました。

2　40歳代半ばの男性——この方も、眼振所見では、後半規管型といわれている良性発作性頭位めまいの典型例と診断されるはずです。本人の希望もあり、抗ヘルペスウイルス薬のファムビルを処方しましたら、2～3錠飲んだだけでめまいも眼振も完全に消えました。劇的効果でした。

3　40歳代の男性——近くの耳鼻咽喉科でやはり三半規管の一つの水平（外側）半規管型の良性発作性頭位めまいと診断されていました。今一つめまいが治まらないとのことでしたが、抗ヘルペスウイルス薬であるバラシクロビル（商品名：バルトレックス）を内服し、めまいは消えました。

4　40歳代の女性——米国の州立大学病院で良性発作性頭位めまいと診断され、処方された抗めまい薬は効果なく、運動・理学療法も実施されましたが、まったく効果なしでした。私の治療法を米国の医師に伝えていただき、その医師からファムビルを処方してもらい、めまいはよくなりました。

この方は過去にむち打ち症の既往《きおう》があり、ふだんから首・肩こりが強く、椎骨《ついこつ》脳底動脈の血行不良にヘルペスウイルスの活性化が加わったと考えています。

5

70歳代後半の女性――総合病院耳鼻咽喉科で良性発作性頭位めまいと診断されていましたが、抗めまい薬ではまったく効果なく、希望に応じてバルトレックスの後発品を処方しました。内服して3日目にはめまいはすっかり消えました。

他にも9症例の方が、抗ヘルペスウイルス薬でめまいがよくなっています。

これらの人たちは、現在世界を席巻している、「良性発作性頭位めまいは内耳の耳石移動に起因する」ということでは説明できず、椎骨脳底動脈が血行不良状態になれば炎症を起こしやすくなり、神経節に潜んでいるヘルペスウイルスが再活性化して、そうした要因が上乗せされたためにめまいが起きたと考えられます。決して偶然効いたわけではないと判断されます。

メニエール病との関係

今の医学常識では「メニエール病」と「良性発作性頭位めまい」はまったく違う原因であるという考えです。

私もかつてはそう考えていました。しかしながら前述したように、抗ヘルペスウイルス薬が両方の病気に共通して効く症例が実際の最前線の医療では存在するのです。原因がまったく異なるとすればこのようなことはないはずです。

江戸時代の有名な国学者である本居宣長《もとおりのりなが》は、「異論のない学問は発達しない」といっています。

福沢諭吉《ふくざわゆきち》は、「『疑うことに真理が多い』とし、異論を出して議論し、事物の真理を求めるのは、まるで逆風の中、船を進めるようなものだ。社会が進歩して真理に到達するには、この異論を出して議論する以上の方法はない」と書いています（『現代語訳　学問のすすめ』　ちくま新書　齋藤孝訳）。

そのようなことから、私は敢《あ》えて異論を出しました。

2 中枢性発作性頭位めまい

⚠内科でよくみる要注意なめまい

私は内科最前線にいますが、内科においてはこの中枢性の発作性頭位めまいを頻繁《ひんぱん》に見かけます。

外来では、フレンツェル眼鏡、赤外線ＣＣＤカメラを使用していますが、眼振からは良性発作性頭位めまいと区別できないケースが多数存在します。

具体例を挙げますと、70歳代後半の女性で、右下頭位で純回旋眼振がみられ、潜伏時間（一定頭位にしてから眼振が出現するまでの短い時間）も減衰現象（一定頭位での眼振とめまいがそのままみていると弱まってきたり、あるいはもう一度同じ頭位を取ると、今度は眼振もめまいも消えている現象）もありましたので一見、良性発作性頭位めまいのようでしたが、頭部ＭＲＡで中大脳動脈の高度狭窄《きょうさく》がありました。

このようなケースは将来の脳梗塞《のうこうそく》の危険性があります。つまり「危ないめまい」ですので、良性発作性頭位めまいと断定する前に、やはりＭＲＡも含めた画像が重要です。特に高血圧、糖尿病、脂質異常症、内臓肥満、喫煙などの危険因子を１つ以上持つ中高年の方は、こうした検査が必要と考えています。

それに加えて、頸椎《けいつい》の異常がベースにある中枢性の発作性頭位めまいもあります。こうした首に原因のあるケースが日常の実地臨床においてはかなり多く存在します。

こうしたことから、中枢性発作性頭位めまいは次の３つに分けてみるとわかりやすいと思います。

1、2、3については、後のページに具体例の記載があります。

1　首が原因の場合（これが最多です）

2　頭部ＭＲＩで脳幹《のうかん》や小脳（ときには大脳）に古い梗塞巣がすでにみられる場合とか、あるいは脳幹や小脳に新しく小梗塞が出現した場合

3　心臓が元の原因となっている場合

中枢性発作性頭位めまいについては、「頭位変換性めまい」あるいは「仮性良性発作性頭位めまい」という診断名をつけることもあります。というのは、まだ学会でも正式な名称は決まっていません。

基本的に、良性発作性頭位めまいと区別できないような自覚症状です。

つまり、棚に物をのせる際、上を向いたときに急に回転性めまいが起きたとか、寝ていて右下頭位あるいは左下頭位に寝返りを打ったときや、寝ていて起きあがろうとするとき、寝ようとするときなどにやはり回転性めまいを生じます。

私の医師向けの本にも記載しましたが、首の後ろ（後頸部）から後頭部にかけての椎骨脳底動脈の微妙な血行不良を背景として、「脳幹や特に小脳の機能低下による中枢性発作性頭位めまい」のほうが、第一線の医療現場においては、はるかに多いと考えています。

ただ、これは一般内科を受診する患者さんたちについてですので、耳鼻咽喉科の外来よりは「中枢性発作性頭位めまい」のほうが多くなることは否《いな》めません。

ではなぜ、「中枢性発作性頭位めまい」の人が多くなるのかと申しますと、内耳が原因の「良性発作性頭位めまい」とそっくりの特有の眼の動き（眼振）が認められても、原因を内耳だけに限定するのでは説明がつきにくいケースが多いからです。

さて、ここでなぜ２つの病気として区別する必要があるのでしょうか？

理由は３つです。

１　処方する薬の種類や組み合わせが少し違うからです。

２　多くは首に起因して、しかも脳幹や小脳の機能低下からくる中枢性発作性頭位めまいでは、脳幹・小脳の機能が正常であることを前提にした運動・理学療法によってかえって悪化する場合があり、人によってはさらに悪化していってしまうからです。めまい学会のガイドラインでも、頸椎に異常のある人にはおこなわないほうがよいと記載されています。でも、これは十分には守られていないようです。

３　良性発作性頭位めまいのように見えても、頭部ＭＲＩで脳幹や小脳に小さな梗塞や出血があったり、あるいはＭＲＩの特殊な描出法により従来不明であった微小出血も判明することがあります。さらに頭部ＭＲＡで脳動脈瘤《のうどうみゃくりゅう》がみつかることがあります。それ故「良性」と「中枢性」を区別する必要があるのです。

次に、内耳だけに原因を限定しにくいと考える代表的な事例を挙げます。

●一見して、内耳が原因の「良性発作性頭位めまい」と思われても、脈の触診と心音から発作性心房細動が発見されたケースがあります。この方の主な要因は心臓にあり、このため脳の血行不良を起こしたのです。

●頭位を変えたときのめまい発作と狭心症の発作が同時に起きたケースもあります。眼振は良性発作性頭位めまいと同じでした。この方も狭心症という心臓病のために脳の血行不良を起こしていて、頭位変換時のめまいにつながったのです。

●めまいで有名な某大学病院耳鼻咽喉科で、内耳が原因の「良性発作性頭位めまい」と診断され、後日、軽度脳梗塞による片半身のしびれを来《きた》したケースがありました。このケースもさかのぼれば、めまいを起こしたときにはすでに脳の動脈硬化があり、そのために脳に起因する、中枢性の発作性頭位めまいを起こしたと考えるのが自然ではないでしょうか。

このケースは、たまたま偶然に、内耳に起因する良性発作性頭位めまいと脳梗塞による半身のしびれ、つまり2つの病気を合併したのではありません。もしそうなら原因は2つであるとする二元論になります。でも医学的にはふつう一元論（原因は1つ、この場合、脳動脈硬化による血行不良）で考えるのが基本です。

⚠人体は複雑な連絡網でできている

一般的にめまいの原因は、内耳の三半規管に限られているわけではありません。よくめまいの代表例に、メニエール病、良性発作性頭位めまい、前庭神経炎の３つが挙げられますが、実際の臨床ではメニエール病や前庭神経炎は決して多くありません。

脳幹の下のほうにある前庭神経核、あるいは小脳の下のほう（小脳のまん中の下方にある小脳虫部のすぐ下）にある前庭小脳というところの機能低下でも同じようにぐるぐる回る回転性めまいが起こりますし、内科的な他の病気にともなうめまいも時折り経験します。

脳幹の前庭神経核、小脳の下のほうにある前庭小脳と内耳の３つは胎児のときに、同じ場所から分化、発育していきますから、いわば兄弟のような関係にあるわけです。それ故これらの３ヵ所のうちどの場所に機能低下が起きても、同じような回転性めまいや非回転性めまいが生じます。

人間の神経や血管は複雑な連絡網で構成されていますので、広い視点で全体像を把握し

兄弟関係にある3つの部位

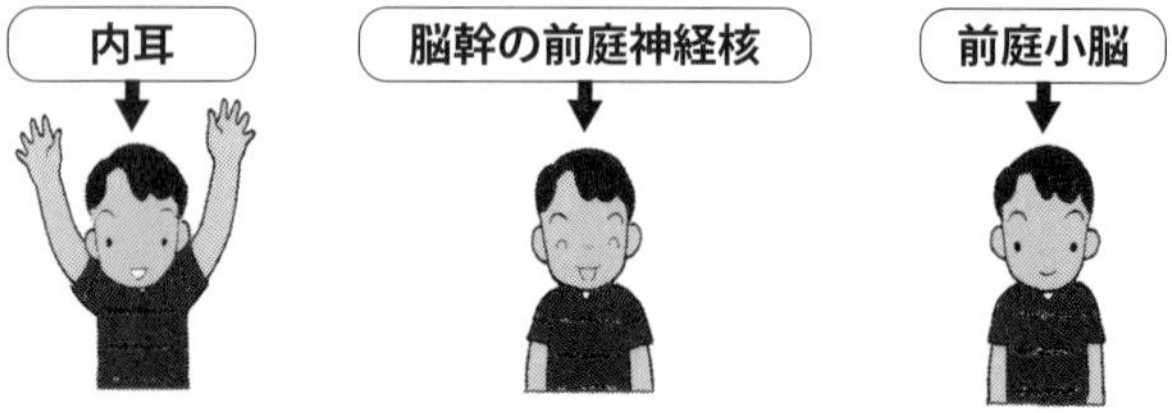

内耳、前庭神経核、前庭小脳（小脳虫部の下にある小脳下虫、またの名を小節、片葉と称する場所）は同じところから発生、分化、発育してくるのでいわば3兄弟の関係になります。これらの3つの部位のいずれが機能低下に陥っても同じように回転性めまいあるいは非回転性めまいが起こりますので、内耳だけがめまいの原因になるとは限らないのです

（拙著『画像と症例でみる内科医のための「危ないめまい・中枢性めまい」の見分け方』丸善出版より引用、一部改変）

ながら、めまいの診断と治療をおこなうほうが理にかなっているはずです。

中には確かに内耳の三半規管に原因があり、別の病気を合併している人も交じっているかもしれませんが（原因が2つのとき、二元論といいます）、本来、人間の体は、前述したように原則的にまず一元論で考える（原因は1つとして考えていく）というのが臨床医学の基本です。それでも説明がつかないときには、二元論となります。

たとえば複数の症状が現れていても、それぞれ別な病気の合併と考える前に、一つの病気に起因するのではないかとまず考えてみるということです。

脳の動脈の血行不良が重要という考えは私だけではありません。

ある著名な耳鼻咽喉科医から、「良性発作性頭位めまい」と診断されている人たちの８割は、脳に原因があるという意見を聞いたことがあります。

別のやはりめまいを専門とする耳鼻咽喉科医も、「最前線のめまい診療においては、**内耳に起因する『良性発作性頭位めまい』よりも、むしろ中枢性、つまり脳に原因のある『中枢性発作性頭位めまい』のほうが多い**」と報告しています。

また、別の耳鼻咽喉科医も、「自分が若いときは良性発作性頭位めまいは内耳の耳石が原因と考えていましたが、自分自身が年を取ってきたら、脳の血行不良と考えるようになりました」と語っていたと、私は師匠から聞いたことがあります。

頭部ＣＴや、ＭＲＩで脳に異常なければ原因は内耳で、耳鼻咽喉科疾患、それも最も頻度の高い「良性発作性頭位めまい」であるという考え方をよく耳にします。

ただ、脳の微妙な血行不良を指摘するには、頭部・頸部ＭＲＡでも、現在普及している装置ではなかなか困難です。超音波検査で血行不良を証明している医療機関はありますが、熟練しないと椎骨動脈を描出して血行不良を証明する技術はなかなかむずかしいと思います。

⚠臨床におけるポイント

首に起因する「椎骨脳底動脈循環不全症」と「中枢性発作性頭位めまい」とをどう区別するのか？

実際の臨床では、この2つのケースがかなり多いと私はみています。

自覚症状から判断するには、中枢性発作性頭位めまいの場合、上を向いたときや下を向いたときとか、あるいは寝ていて寝返りを打ったとき、言いかえれば右下頭位や左下頭位になったときに回転性あるいは非回転性めまいがするというように、頭の位置を変えたとき（頭位変換時）に起こりやすいです。つまり自覚症状からいけば良性発作性頭位めまいと区別がつきにくいところがあります。

一方、椎骨脳底動脈循環不全症のめまいについては、必ずしも頭の位置を変えたときというよりも、起きあがってトイレに行こうとしたときとか、あるいは特にこれといった誘因もなく急に起こることが多く、日常よく経験するような数秒～数分程度の短い時間で生じるめまいのことが多いです。

ただ、人によっては7～8時間、長ければ数日に及ぶことがあります。めまいの症状は回転性または非回転性めまいです。

重要なのは、中枢性発作性頭位めまいは頭の位置によって眼振の方向が変わる方向交代性眼振で、病巣は脳幹よりむしろ小脳（特に前庭小脳と称するところ）のことが多いといわれていますが、椎骨脳底動脈循環不全症は、右あるいは左への定方向に向かう眼振がみられ、病巣は小脳のこともありますが、むしろ脳幹の前庭神経核ということで、最終的には眼振の性状で決まります。

3 「首を疑え」を実証

⚠「耳」に固執しないことが重要

最近は携帯電話、スマートフォン、パソコンを長時間扱うような、うつむき姿勢によるストレートネック（正常な人は前方に彎曲《わんきょく》していますが、この前彎《ぜんわん》が消えてまっすぐになってしまうこと）とか後彎《こうわん》（正常な人の頸椎に比べむしろ逆カーブを描く）の人が増えていますし、たとえ頸椎そのものの異常がなくても（猫背、側彎《そくわん》とかいわゆる背骨曲がり）、首や肩のこりに起因する「中枢性発作性頭位めまい」と、内耳に原因のある「良性発作性頭位めまい」とは、眼振所見はほぼ同じですので、特殊な眼振の有無《うむ》に慣れていないと判断はなかなかむずかしいと思います。

しかも、首や肩のこりも原因となる「中枢性発作性頭位めまい」は、「良性発作性頭位めまい」という病名の中に混じってしまっているのではないかと私は考えていますし、私と同じ考えの耳鼻咽喉科医もいます。

また、米国にも首に起因するめまいであっても、「良性発作性頭位めまい」と酷似《こくじ》した眼振が認められると述べている耳鼻咽喉科医もいます。

「中枢性発作性頭位めまい」（仮性良性発作性頭位めまいともいいます）という概念については、ドイツのウルム大学の世界的権威であった故ハンス・ヘルムート・コルンフーバー神経科教授（シュードタイプ《仮性》の存在を提唱）、そして日本の一部の脳神経外科医、めまいを専門とする一部の耳鼻咽喉科医師以外は、欧米はもちろん日本においても、なかなか関心が集まりません。

しかしながら、その結論を出すためには頸椎Ｘ線検査で頸椎の状態を確認し、頸部ＭＲＡで椎骨動脈という血管を下から頭蓋骨の中まで一気に描出しないとなかなかわかりにくい面があります。

人の体の神経、血管は繋《つな》がっていますので、あまり「耳」に固執せず、俯《ふ》瞰的《かんてき》に考えていくことが重要です。

めまいで頸部ＭＲＡまで撮る診療法については、そこまで調べている医療機関が日本や欧米においても、まだ決して多くないと思います。私はすでに３冊の医師向けのめまいの本を上梓し、その中で頭部ＭＲＩ、ＭＲＡだけでなく頸部ＭＲＡの必要性、重要性につき記載しました。

日本の鍼《はり》や指圧などの「伝統医学」では、めまいや頭痛と首の密接な関連性について以前から知られていますし、一般の方々の間でも経験的に知られていることです。

⚠さまざまな症例

また、2017年1月、日経メディカルから「繰り返す難治性めまいでは『首』を疑え」という記事がネット配信されました。

首に原因のある椎骨脳底動脈系の微妙な血行不良を背景とした場合は、末梢《まっしょう》（内耳）性ではなく、中枢性と称します。この中枢性発作性頭位めまい（脳底動脈から両側の内耳動脈に血液が供給されていますので、この循環が悪くなると、両側の耳閉塞感や耳鳴りをともなうことがあります）の場合、治療は良性発作性頭位めまいとは少し違った薬物療法になります。

自分自身のめまいに対し運動・理学療法（浮遊耳石置換法）をおこなったところ、吐き気が出現し、めまいも悪化してしまいました。同様に、かえってめまいが悪化したという患者さんが時に私や知り合いの耳鼻咽喉科医、脳神経外科医の外来を訪れています。治療法が合う、合わないは個人差がありますし、運動・理学療法（浮遊耳石置換法）で実際よくなる患者さんも少なくないと思います。

一般的な薬物療法についてですが、メリスロン１錠（６mg）を６錠／日、脳循環改善作用のあるセロクラール（10mg）３錠～６錠／日、またはサアミオン３錠／日、首・肩こりを改善して脳の循環をよくする目的で、テルネリン（１mg）１～２錠／日を処方していきます。それでもめまいが改善しないケースには漢方薬も考慮します。

頸椎後彎（画像16、17）の50歳代の男性

仕事上、パソコンを長時間扱っている人です。

以前、耳鼻咽喉科で良性発作性頭位めまいと診断、運動・理学療法（浮遊耳石置換法）によりかえってめまいが悪化。その後、私の外来を受診。枕を低くする（頸椎後彎の人はふつうの枕でも悪化することがあります。頸椎に変形や後彎のある人は柔らかい枕にして、枕を高くするのは避けたほうがいいと思います）ように指導して、薬物だけでなく、マッサージ療法を併用してめまいは消失。

2回目の受診は、自分で頸椎の後彎を矯正《きょうせい》しようとして、上に凸（でっぱっている）の枕に替えたら、ふたたびぐらぐらするめまいが出現してしまいました。眼振は右下、左下頭位で純回旋性眼振（眼球が明らかに回っている状態）を認め、良性発作性頭位めまいと同じ所見でした。病歴から原因は首（頸椎）にありと判断されました。

診断：頸椎後彎→頸部筋群の緊張（首・肩こり）→椎骨動脈を囲んでいる交感神経の興奮→椎骨脳底動脈の収縮による血行不良を基盤とした中枢性発作性頭位めまい

問題点：こうしたケースが簡単な病歴と眼振のみで良性発作性頭位めまいとして診断治療されているのが現状です。

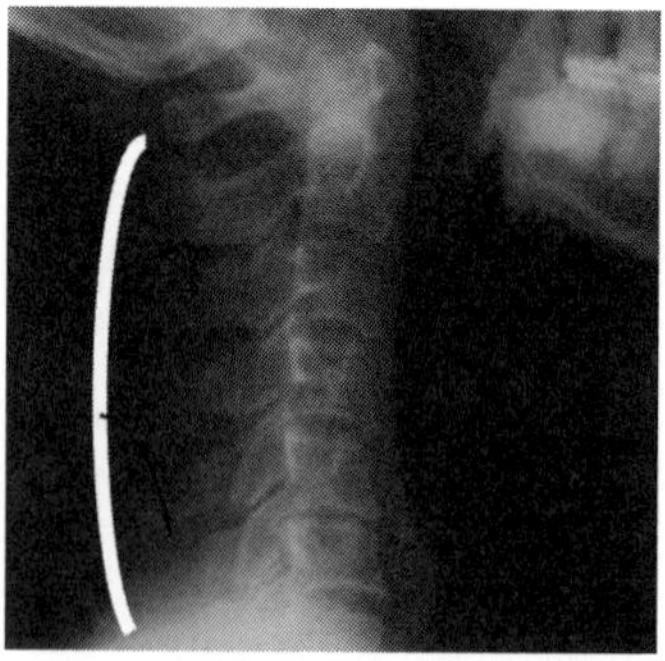

画像16　頸椎後彎あり。座位で側面から撮ったX線写真

（拙著「良性発作性頭位めまいと鑑別困難な2症例」日本臨床内科医会会誌27巻4号より引用）

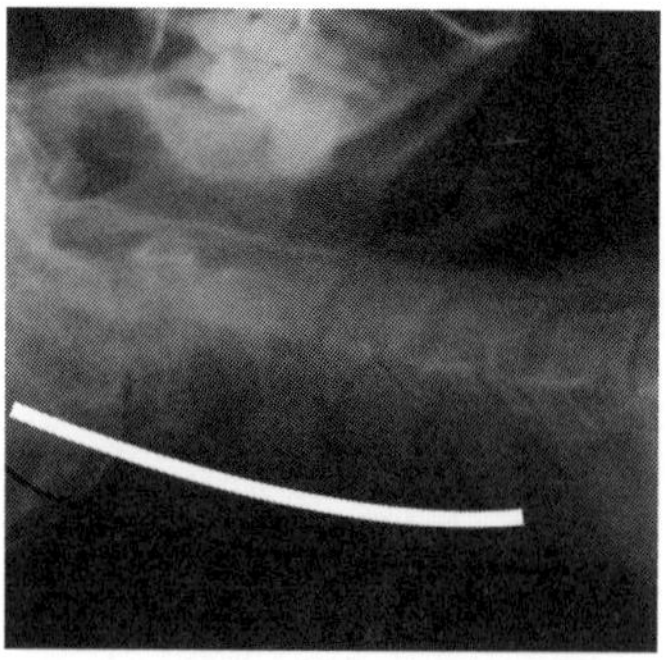

画像17　枕をはずした仰臥位（仰向け）でのX線写真

（拙著「良性発作性頭位めまいと鑑別困難な2症例」日本臨床内科医会会誌27巻4号より引用）

この人がめまいを起こしたきっかけは、上に凸の枕を使って自分で後彎を無理やり矯正しようとしていたことです。２回目のめまいについては、この人は薬物治療以外に指圧も受けて西洋医学、東洋医学を併用した統合医療的な方法で、めまいも眼振も完全に消えました。

ストレートネック（画像18）の30歳代の女性

首・肩こりが強く、診察時は板のように硬くこっていました。仕事はレジ係でうつむき姿勢が多く、しかも右頸部の下のほうを圧迫すると痛いし、同時にめまいもするとのことでした。この症状があれば、典型的な頸性めまいといえます。

眼振は潜伏時間、減衰現象もあり、一見すると良性発作性頭位めまいと診断されるはずです。しかし、頭蓋内で右椎骨動脈の屈曲が強く（画像19、白矢印）、椎骨脳底動脈の血行不良を生じやすいことが判明しました。

元は首が関与しているめまい（このケースでは総合的に判断した診断名は中枢性発作性頭位めまいとなります）でも、良性発作性頭位めまいと同じ眼振所見が認められることをこの症例は証明しています。

つまり、脳神経外科へ行けば「頸性めまい」とされるし、耳鼻咽喉科へ行けば、この患者さんは「良性発作性頭位めまい」と診断されると予想されます。

前縦靱帯骨化症の60歳代の男性

2年前から、仰臥位（仰向けに寝た状態）で頭の位置を右下にしたときにぐらぐらする比較的強いめまいがあるとのことで受診しました。

首すじと肩のこりも強く、洗顔などで下を向いたり、パソコンを長時間おこなうと翌朝ぐらぐら感がひどくなるという症状でした。

めまいに関心のある神経内科を受診。良性

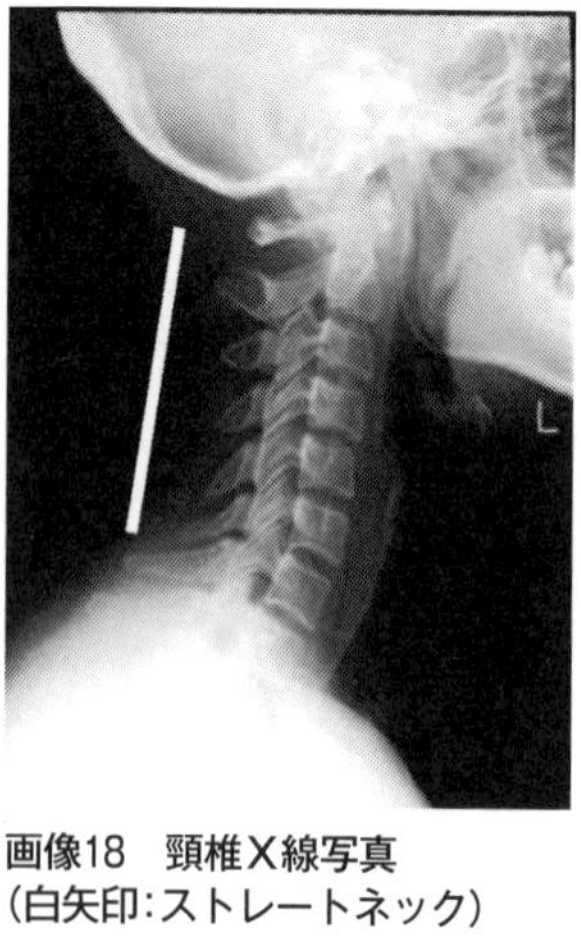

画像18　頸椎X線写真
（白矢印：ストレートネック）

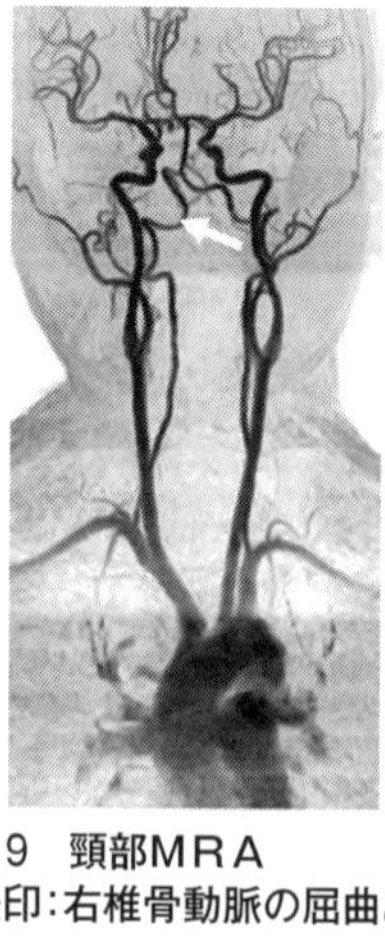
画像19　頸部MRA
（白矢印：右椎骨動脈の屈曲あり）

発作性頭位めまいの診断で運動・理学療法を実施されましたが、かえって症状が悪化してしまいました。近くの耳鼻咽喉科にもかかりましたが、めまいは改善しませんでした。

この人の場合、吐き気が強いので、そういう場合には、内耳由来よりむしろ中枢性、具体的には小脳、脳幹などの機能低下による中枢性発作性頭位めまいを疑いたいところです。頸部MRAを撮ったら、左椎骨動脈が右に比べ細く、太さは右椎骨動脈の2分の1以下でした。

さらに、頸椎のX線検査で前縦靱帯骨化症（画像20）が見つかりました。頸部にこの所見があれば、頸部筋群の緊張、つまり首すじや肩のこりが強くなり、首を回したとき、上や下を向いたときとかに、緊張した頸部筋群（特に深部の筋肉）の圧迫により椎骨動脈周囲の交感神経を介して椎骨動脈が収縮して椎骨脳底動脈の血行不良を引き起こします。

その結果、小脳下虫（前庭小脳）あるいは脳幹にある前庭神経核というところの血行不良による機能低下を起こし、中枢性発作性頭

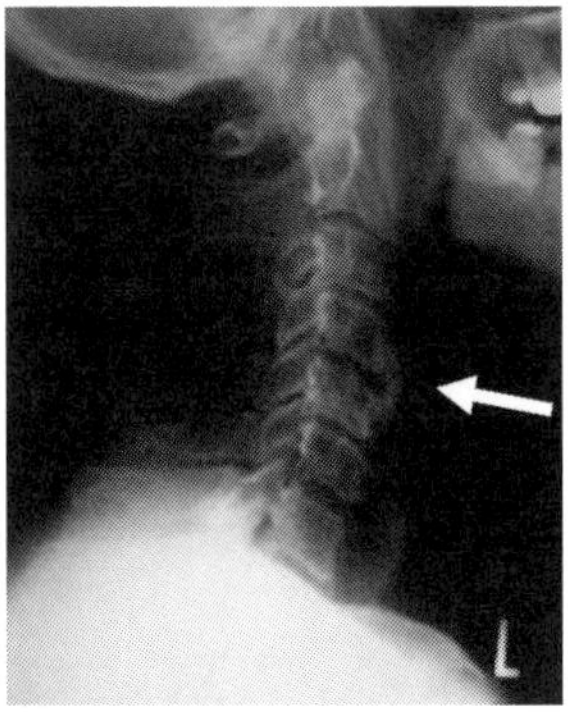

画像20　頸椎X線写真
（白矢印：前縦靱帯骨化症）
（拙著『脱・思い込みめまい診療』新興医学出版社より引用）

位めまいを生じたと判断されました。

後縦靭帯骨化症の60歳代の男性

会社経営の方です。頭の位置を変えると回転性めまいがするとのことで受診しました。良性発作性頭位めまいと同じ眼の異常な動き（眼振）がみられ、以前から整形外科で後縦靭帯骨化症《こうじゅうじんたいこっかしょう》（画像21、白矢印）を指摘されていましたし、首・肩こりがふだんからひどいとのことでした。

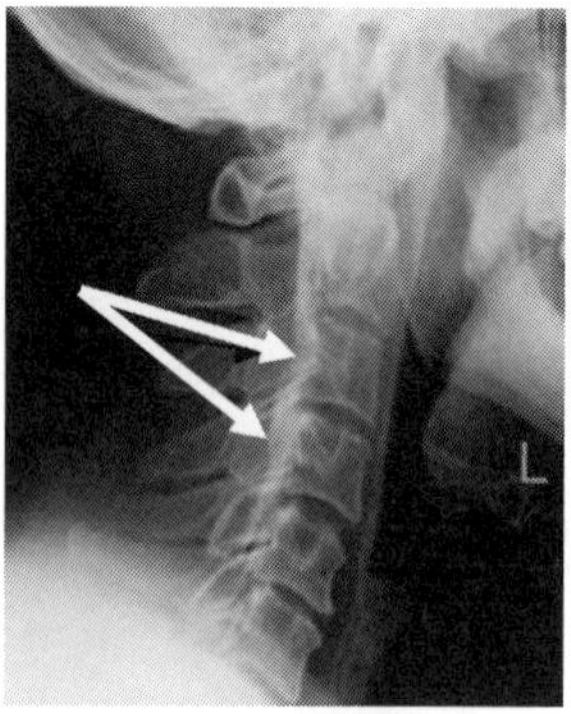

画像21　頸椎X線写真
（白矢印：後縦靭帯骨化症）
（拙著『脱・思い込みめまい診療』新興医学出版社より引用）

変形性頸椎症の80歳代の男性

上を向いたときの短時間の回転性めまいで来院した80歳代の男性です。

変形性頸椎症のために首と肩がパンパンに板のようにこっていて、眼振検査のときに首の動きが悪く、首に起因するめまいだなと直感的にわかりました。

しかも、めまいを起こすという座位（座った状態）で上を向いたときの血圧が、座位正面位の血圧に比べて一時的ですが、30も下がったのです。この方法は私のオリジナルです。

こうした現象は、脳幹にある血圧調節中枢の血行不良による機能低下で起こります。血圧が下がるので同時に脳幹にある前庭神経核も虚血状態となり、内耳に起因するめまいと同じ現象が起こります。

この方も良性発作性頭位めまいと同じ眼の異常な動き（眼振）がみられました。それ故、こうした首に原因のあるケースが、頭位変換時のめまいという病歴と眼の異常な動き（眼振）のみで、頸椎や首・肩のこりの状況に関心が向かないために、**首・肩の触診抜き**で内耳三半規管の耳石移動に由来する「良性発作性頭位めまい」として診断・治療されているのが実状です。

脳幹あるいは小脳の機能低下の60歳代の女性

この方も首が原因の「中枢性発作性頭位めまい」の患者さんです。現今では、こうしたケースもやはり「良性発作性頭位めまい」として診断・治療されています。診断名は――

1　中枢性発作性頭位めまい

2　脳幹、あるいは小脳虫部（小脳のまん中で下のほうにある）の真下の部位にあって前庭小脳ともいわれている小脳下虫の一時的な機能低下（機能低下は今の頭部ＭＲＩでは異常を指摘できません）

3　椎骨脳底動脈循環不全症（めまい以外の神経症状（しびれや舌のもつれなど）がないとこの診断名はつけないとする米国の診断基準ではなく、血行力学的機序によるヘモダイナミックタイプ、わかりやすくいえば、脳の後方部位のいわゆる血行不良という意味です）

4　交通外傷後遺症（左鎖骨《さこつ》骨折、肋骨《ろっこつ》骨折８本、ただし頭部には外傷なし）

この方の所見ですが、まず、頭部（画像22、太い白矢印）では、左椎骨動脈が頭蓋骨内で一部がよくみえませんし（血管が細くなっている可能性あり）、左椎骨動脈起始部にきわめて強い屈曲を認めました（画像22、細い白矢印）。こうした要因が基盤にあれば、両椎骨動脈の血流の速さの左右差を生じますので、両椎骨動脈が脳底動脈に合流した後、血

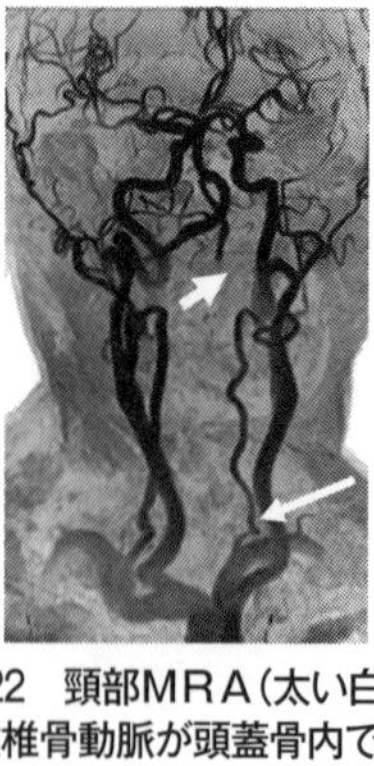

画像22　頭部ＭＲＡ（太い白矢印：左椎骨動脈が頭蓋骨内で一部よく見えない。細い白矢印：同動脈の起始部に強い屈曲を認める）
（拙著『脱・思い込みめまい診療』新興医学出版社より引用）

液の流れの乱れを生じやすくなり、ふだんから慢性的、潜在的に脳幹の微妙な虚血（脳幹の前庭神経核の血行不良状態）を起こしていたと考えられます。

潜在的な血行不良状態のうちはめまいを生じません。これに交通外傷による左鎖骨骨折、胸部打撲《だぼく》後遺症からの首・肩こり（後日の当院での初診時には、まるで板のようにパンパンにこっていました）が加わり、頭位変換のときなどに、それらの因子が上乗せされて、椎骨動脈周囲の交感神経の興奮が助長され、椎骨脳底動脈が収縮を起こし、そのため血行不良がふだんよりもさらに強くなり、この動脈から血液を受けている脳幹（あるいは小脳の中央部にある虫部の真下にある下虫）の血行不良状態が顕在化するようになり、めまいを生じたと思われます。特に右下頭位と、仰臥位（仰向けに寝た状態）から起きあがったときに強い回転性めまいを生じました。

このときの眼振は、減衰現象（同じ頭位でいると、眼振が軽減される）と潜伏時間（めまいを起こす頭位にしてから眼振が出はじめるまでの数秒の時間をいう）がしっかりと存在し、「良性発作性頭位めまい」とまったく同じで、眼振を見る限り区別は不可能でした。

この方も耳石が原因とする複数の耳鼻科の診断に疑問を持っていました。

⚠首に注目してめまいがよくなった患者さん

　こうした首に起因して、椎骨脳底動脈が血液を送っている領域の血行不良を起こし、それによって脳幹や小脳の機能が一時的に働きが悪くなる、「中枢性発作性頭位めまい」（「頸性めまい」とダブるところがありますが）の症例が、「内耳が原因の良性発作性頭位めまいなので、まったく心配ありません」として診断されてしまっているのが現状です。

　繰り返しますが、このようなケースに浮遊耳石置換法（運動・理学療法）をおこないますと、人によってはかえってめまいが悪化したり、長引いてしまうことがあります。

　糖尿病、高血圧、脂質異常症、内臓肥満、喫煙などの危険因子を抱える中高年者は、一見良性発作性頭位めまいのように見えても、思いがけない椎骨動脈狭窄（動脈硬化により動脈がより細くなる）、脳の前方からの代償作用を弱める内頸動脈狭窄や動脈瘤のような血管病変が発見されることがあります。

「最近は高齢の人の良性発作性頭位めまいが増えている」という見解がありますが、高齢の人は動脈硬化をベースにしていますので、私は椎骨脳底動脈の血行不良による「中枢性発作性頭位めまい」のほうが内耳性の「良性発作性頭位めまい」よりむしろはるかに多いと考えています。

なお、めまい専門医療機関で「良性発作性頭位めまい」と診断されましたが、私のところで頸椎X線検査で後彎が見つかり、「首に起因する中枢性発作性頭位めまい」として診断・治療して、めまいが完全によくなった患者さんが出演しためまいの番組、ＮＨＫＥテレ「チョイス＠病気になったとき」が放送（２０１６年7月9日、15日再放送、11月12日、18日にアンコール放送）され、私も解説、出演しました。

⚠梗塞や虚血があるとき

次に、頭部ＭＲＩで脳幹や小脳に古い梗塞巣や小出血がすでにみられる場合や、あるいは新たに梗塞を起こした場合、そして頸動脈や椎骨動脈などが動脈硬化ですでに細くなっていたり（狭窄）、閉塞状態になっている場合をみてみましょう。

これらのケースでも、良性発作性頭位めまいと同じ眼振が認められることがあります。

なぜ頸椎の異常が脳からくる中枢性発作性頭位めまいを起こすのか

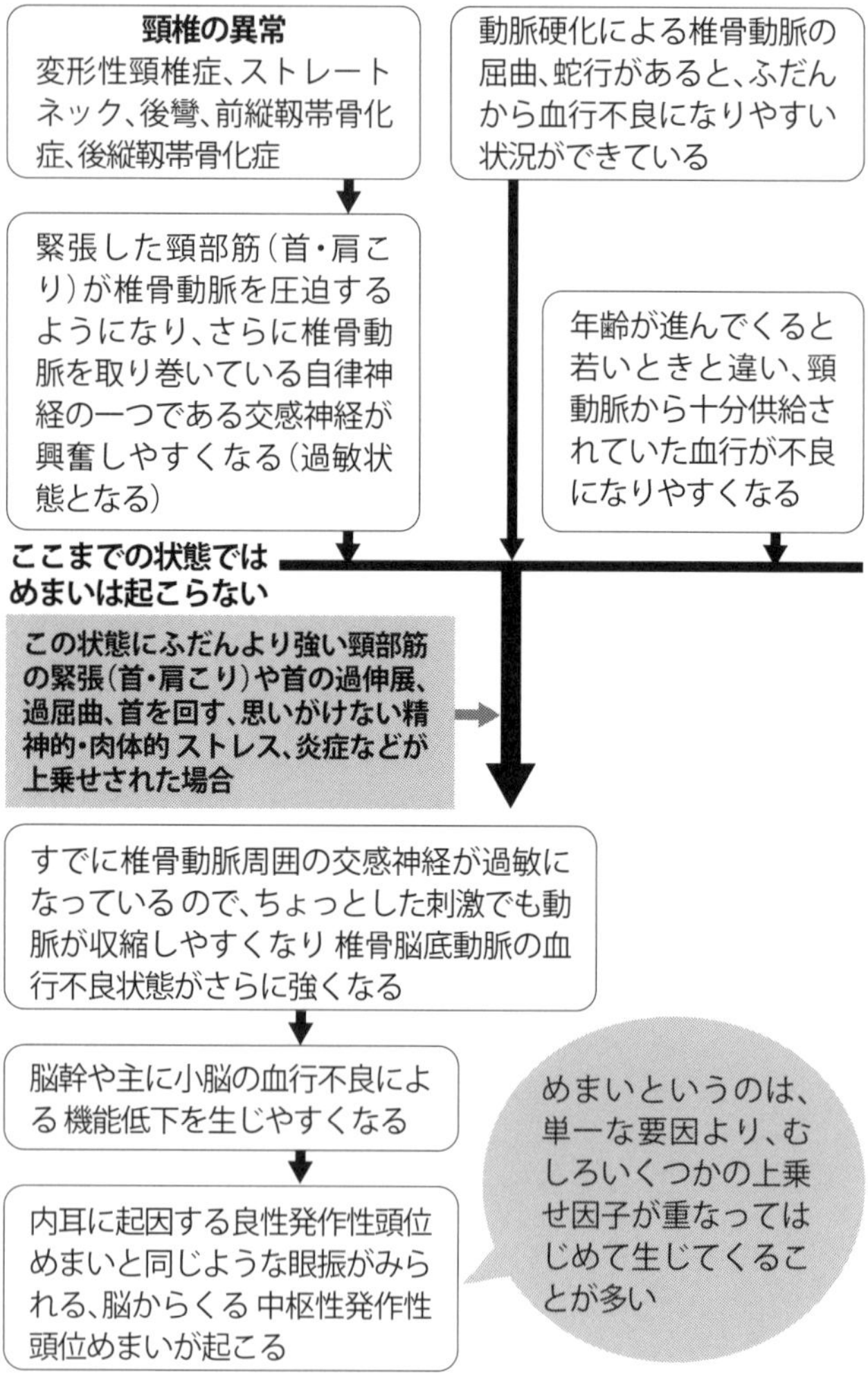
頸椎の異常
変形性頸椎症、ストレートネック、後彎、前縦靭帯骨化症、後縦靭帯骨化症
動脈硬化による椎骨動脈の屈曲、蛇行があると、ふだんから血行不良になりやすい状況ができている
緊張した頸部筋（首・肩こり）が椎骨動脈を圧迫するようになり、さらに椎骨動脈を取り巻いている自律神経の一つである交感神経が興奮しやすくなる（過敏状態となる）
年齢が進んでくると若いときと違い、頸動脈から十分供給されていた血行が不良になりやすくなる
ここまでの状態ではめまいは起こらない
この状態にふだんより強い頸部筋の緊張（首・肩こり）や首の過伸展、過屈曲、首を回す、思いがけない精神的・肉体的ストレス、炎症などが上乗せされた場合
すでに椎骨動脈周囲の交感神経が過敏になっているので、ちょっとした刺激でも動脈が収縮しやすくなり椎骨脳底動脈の血行不良状態がさらに強くなる
脳幹や主に小脳の血行不良による機能低下を生じやすくなる
内耳に起因する良性発作性頭位めまいと同じような眼振がみられる、脳からくる中枢性発作性頭位めまいが起こる
めまいというのは、単一な要因より、むしろいくつかの上乗せ因子が重なってはじめて生じてくることが多い

むち打ち症の70歳代の女性

高血圧症と脂質異常症にて内科に通院中の患者さんです。

むち打ち症（２回）の既往あり。

30分程度の回転性めまいが突然出現。肩こりが強く、右の首筋が痛く、首も硬くなっていました。

吐き気、嘔吐《おうと》をともない、特に吐き気が強く何回も嘔吐しました。

さらに「良性発作性頭位めまい」と同じ眼振がみられました。

頸椎Ｘ線で、変形性頸椎症の所見がありました。

頭部ＭＲＩにて、脳幹の左右に梗塞まで至っていない虚血（血液が十分供給されていない個所）を認めました（画像23、白矢印）。

頸部ＭＲＡでは、左椎骨動脈起始部付近

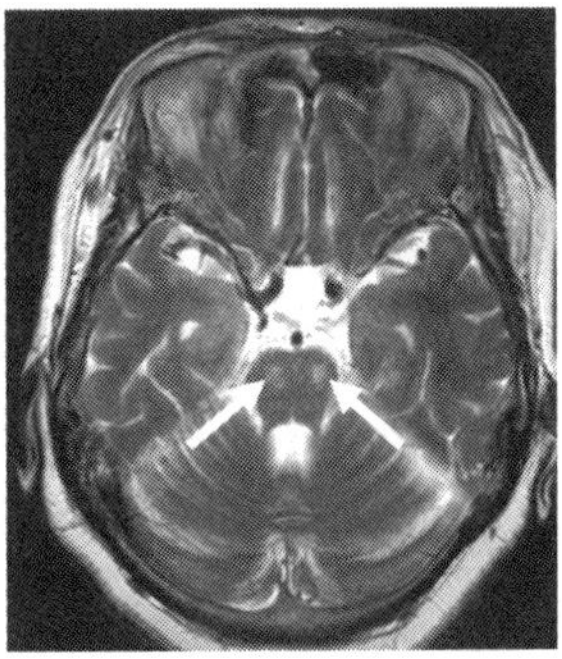

画像23　頭部ＭＲＩ（白矢印：脳幹の左右に虚血あり）
（拙著『画像と症例でみる内科医のための「危ないめまい・中枢性めまい」の見分け方』丸善出版より引用）

に約90度の屈曲がみられました。（画像24、白矢印）

狭心症の50歳代の男性

総合病院循環器内科で境界型糖尿病、慢性腎臓病を指摘されていましたが、狭心症にて、冠動脈3枝にステントを計5本挿入。

寝ていて頭の位置（特に左下頭位でめまいが強い）を変えたり、枕に頭をつけるときと起きあがるときに回転性めまいあり。眼振からは良性発作性頭位めまいと区別しがたい所見でした。

頭部MRIでは大脳に小梗塞あり（隠れ脳梗塞）という所見でした。

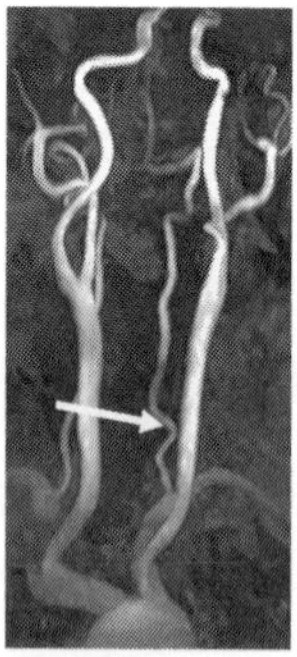

画像24　頸部MRA（白矢印：左椎骨動脈起始部付近に約90度の屈曲あり）

（拙著『画像と症例でみる内科医のための「危ないめまい・中枢性めまい」の見分け方』丸善出版より引用）

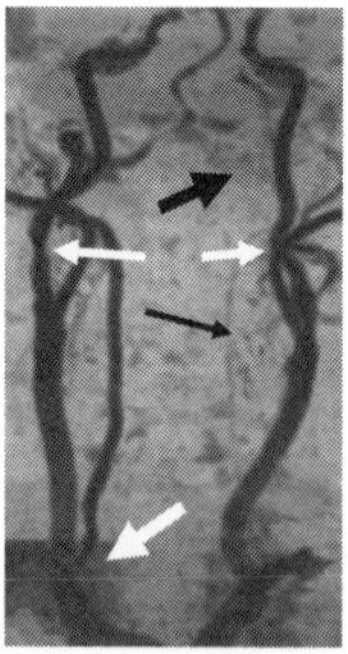

画像25　頸部MRA（太い黒矢印：左椎骨動脈は閉塞、細い黒矢印：左椎骨動脈はすでに低形成、細い白矢印：両内頸動脈の狭窄あり、太い白矢印：右椎骨動脈起始部狭窄あり）

（拙著「良性発作性頭位めまいと鑑別困難な2症例」日本臨床内科医会会誌27巻4号より引用）

頸部ＭＲＡを撮ってみると左椎骨動脈は頭蓋内で閉塞していました（画像25、太い黒矢印）。両内頸動脈は細くなっていて50％の狭窄がみられ（画像25、細い白矢印）、左椎骨動脈は先天的に低形成（発育が十分でない血管）で細く（画像25、細い黒矢印）、右椎骨動脈起始部狭窄（画像25、太い白矢印）を認めました。これだけの変化があれば脳全体の血液循環が悪くなります。

良性発作性頭位めまいと区別が困難な眼振でも、頭部と頸部のＭＲＡを調べると、「危ないめまい」につながる血管病変が認められることがあります。

この症例は、右椎骨動脈起始部は狭窄し、左椎骨動脈も先のほうで閉塞（画像25、太い黒矢印）していましたので、椎骨脳底動脈の血行不良（ヘモダイナミックタイプ）を背景とした、小脳下虫あるいは脳幹の前庭神経核の血行不良からの機能低下による中枢性発作性頭位めまいと判断されました。

この症例は、一旦はめまいが脳血流改善剤で治まったのですが、初診時から８ヵ月後に回転性めまいが再発、毎週１回必ず起こるようになりました。結局初診時から11ヵ月後に、大脳にあらたに梗塞を生じました。

⚠心臓の病気との関係

心臓の病気たとえば狭心症や心房細動のような不整脈、心臓弁膜症がベースにある場合。このような場合でも、脳幹とか小脳の血行不良により、良性発作性頭位めまいとほぼ同じ眼振を生じることがあります。

さらに他のケースですが、この中枢性発作性頭位めまいの発作後に、急性心筋梗塞や狭心症を起こした方もいます。

狭心症の70歳代の女性

この方は中枢性発作性頭位めまい後4カ月して狭心症を起こしました。

初診1週間前から布団に入って左下頭位を取ると、ふらふらするめまいがありました。それに遠出をして疲れていて、肩こりも強いとのことでした。

診察時の眼振は良性発作性頭位めまいと同じでした。

年齢的に基盤に動脈硬化があると判断し、中枢性の発作性頭位めまいと診断しました。

しかし、その４ヵ月後に背中の痛みを訴え、総合病院循環器内科にて冠攣縮性《かんれんしゅくせい》狭心症と診断されました。

頸部ＭＲＡでは右椎骨動脈起始部に、動脈硬化による約90度の屈曲（画像26、太い黒矢印）が確認されました。

さらに、両椎骨動脈の蛇行《だこう》（画像26、細い黒矢印）もみられ、これらが基盤にあり、さらに首・肩のこりによる頸部筋群の緊張とストレスが加わることにより、椎骨脳底動脈の血行不良を基盤とした、中枢性発作性頭位めまいを起こしたのです。

結局、この方は良性発作性頭位めまいではありませんでした。

このケースは、めまい発作後に、冠攣縮性狭心症と正式に診断されましたが、本人が気づかないような、微妙な脳の血行不良がふだんから生じていたと推測されます。

わかりやすく図式に表すと１４０ページの図のようになります。

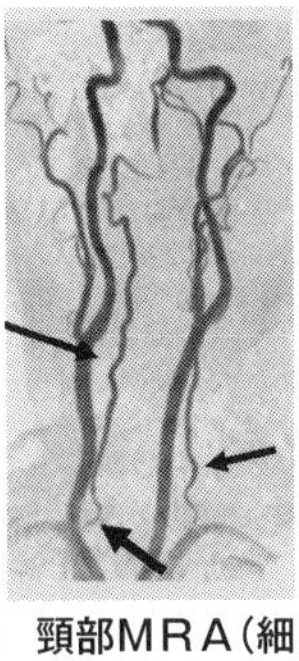

画像26　頸部ＭＲＡ（細い黒矢印：両椎骨動脈の蛇行あり、太い黒矢印：右椎骨動脈起始部に、約90度の屈曲あり）

（拙著『画像と症例でみる内科医のための「危ないめまい・中枢性めまい」の見分け方』丸善出版より引用）

なぜ心臓の病気が中枢性発作性頭位めまいを起こすのか

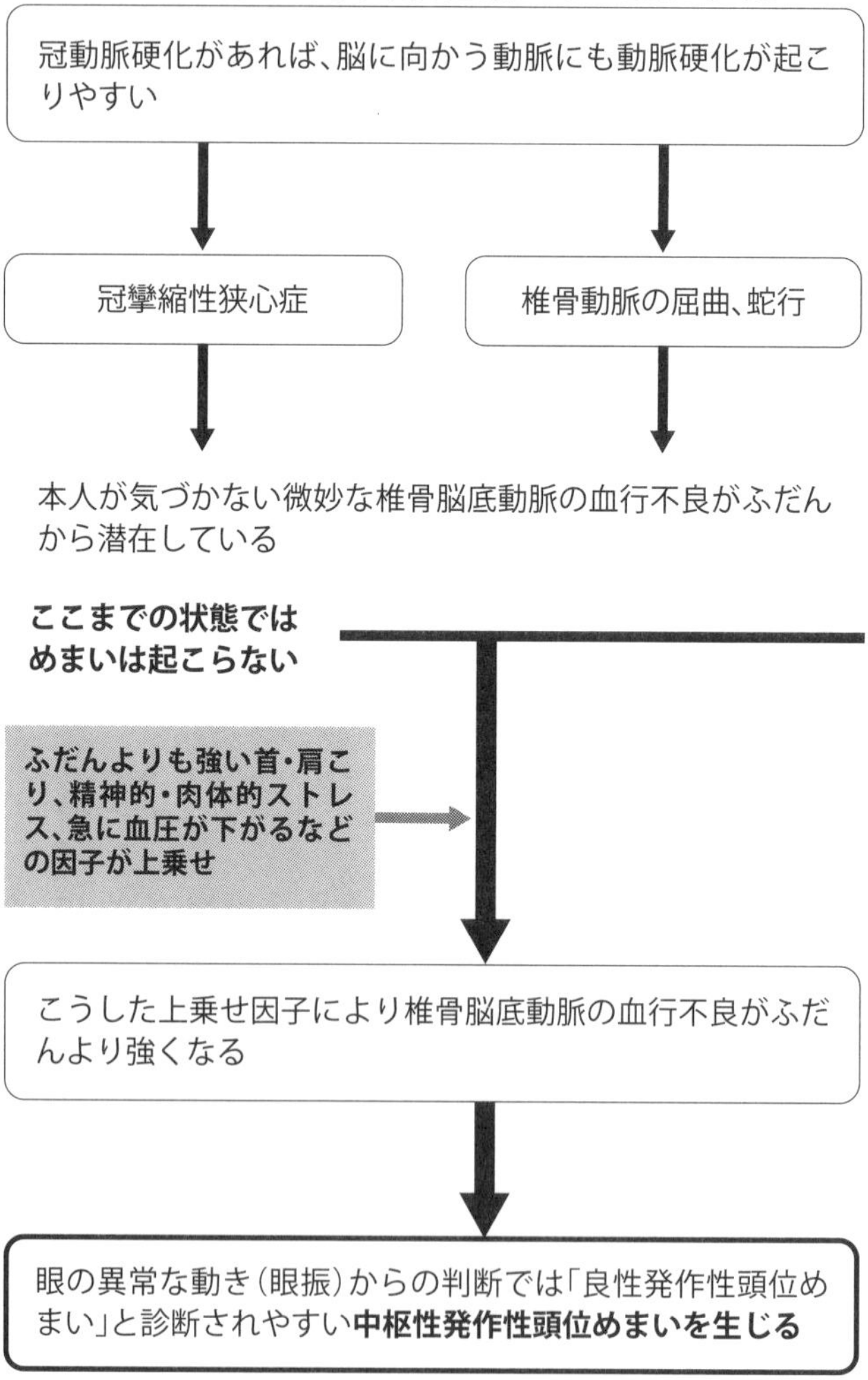

「椎骨動脈の屈曲、蛇行、脳底動脈の蛇行など、年齢が進めば決して少なくないので、めまいの原因にはならないでしょう」という意見があるかもしれません。しかしながら、椎骨動脈の屈曲、蛇行、脳底動脈の蛇行などがあれば、脳幹や小脳に「隠れ脳梗塞」が有意に生じやすいという報告もありますので、ふだんから本人が気づかないような、めまいに至らないような微妙な血行不良が起きているはずです。

それに加えて、首・肩こりによる頸部筋の緊張、精神的・肉体的ストレス、首の過伸展、過屈曲など頭位を急に変えたりした場合、何らかの理由で血圧が急に下がったときなどの因子がいくつか上乗せされて、ふだんよりも強く椎骨脳底動脈の血行不良が起こり、脳幹や主に前庭小脳といわれているところ（小脳虫部の真下にある小脳下虫という部位）の機能低下を起こし、はじめてその人に「中枢性発作性頭位めまい」という現象が生じうるのです。

つまりめまいというのは、一つだけの要因よりむしろ複数の因子が上乗せになってはじめて起きてくることが多いのです。

心筋梗塞の70歳代の女性

一見、良性発作性頭位めまいと同じように見える中枢性発作性頭位めまいの発作で、11ヵ月後にめまいと胸痛を同時に起こし、心筋梗塞と診断されました。

この方は高血圧で降圧剤を服用中でした。タバコは一日15本。ある朝、寝た状態で頭部を動かすたびに、ふわっとするめまいありとのことで受診されました。

めまいとともに眼の前がまっ白になったそうです。この症状だけでも耳からのめまいは否定されます。強い肩こりもありました。

さらに、頸部MRAにて、右椎骨動脈起始部に約90度の屈曲（画像27、細い白矢印）、左椎骨動脈脈にも著明な屈曲と蛇行（画像27、太い白矢印）が確認されました。これらの所見は　動脈硬化のためと考えられ、以上のことから、中枢性発作性頭位めまいと診断しました。

その後、めまいは抗めまい薬で治まりましたが、11ヵ月後の朝、駅のホームでめまいと胸痛が出現し、近くの総合病院へ搬送され、心筋梗塞と判明しました。

高血圧で治療中の人がめまいを起こしたときは、内耳三半規管が原因と考えるよりもむしろ、まず脳からのめまいを考えるべきです。

眼振所見からは、良性発作性頭位めまいと酷似していましたが、めまい以外の症状として、ホワイトアウト（眼の前がまっ暗になる眼前暗黒と同じで、眼の前がまっ白になる）があったということは脳、特に大脳の後頭葉の虚血を意味します。つまりこの症状があれば、内耳に起因する良性発作性頭位めまいは除外できます。

めまいの原因を内耳だけに限定せず、心臓の冠動脈、脳の椎骨脳底動脈という、いわば「比較的大きな血管の動脈硬化」という広い視点でみれば、めまいは心筋梗塞の前兆、つまり黄色信号になったといえます。

つまり「めまいが治まればそれでよし」で

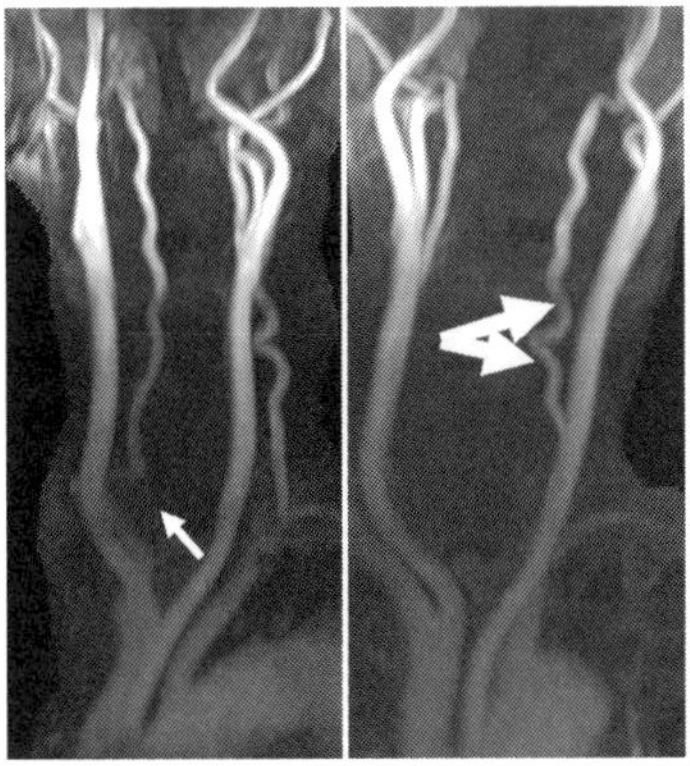

画像27　頸部ＭＲＡ（細い白矢印：右椎骨動脈起始部に90度の屈曲あり、太い白矢印：左椎骨動脈に著明な屈曲と蛇行が認められる）
（拙著『画像と症例でみる内科医のための「危ないめまい・中枢性めまい」の見分け方』丸善出版より引用）

はないのです。決して多くはないのですが人によっては、後日狭心症や心筋梗塞を起こす人も実際に存在します。こうしたことから、高血圧と喫煙という危険因子を有する患者さんがめまいを起こした場合、以後の生活習慣の見直しも考慮する必要があります。

⚠生命にかかわる悪性発作性頭位めまい

悪性発作性頭位めまいは、良性発作性頭位めまいの対極に位置して、脳に起因するめまいの範疇《はんちゅう》に入ります。

ただ、この場合の原因は、体の平衡《へいこう》感覚を司《つかさど》る小脳虫部、脳幹と小脳の間に存在する第4脳室というところの周辺の出血、腫瘍《しゅよう》、大きな梗塞といったような、生命にかかわるような病変によるめまいです。

第5章

めまいを治す

1 めまい薬の基礎知識

⚠大部分の人は治まる

少々のめまいなら何もしなくても、よくなってしまうことが多々あります。

それでもめまいの背後に別な疾患《しっかん》が隠れているかもしれない高齢の方や、強いめまいと嘔吐《おうと》で病院や診療所を訪れる方も多いでしょう。

一般的には、標準的な治療法（定番の処方薬）で大部分の人は治まってしまいますが、なかなかそうもいかない場合があります。そのようなときは漢方薬や鍼《はり》、灸《きゅう》、指圧などの東洋医学による治療もおすすめです。西洋医学的治療と並行していくのもいいでしょう。

しかし当然のことながら、そうした治療をおこなう前に、隠れた病気や脳、心臓などに問題がないかどうかをしっかり確認しておく必要があります。

特に脳を調べる場合は、最初ＣＴを撮ったとしても、ＭＲＩ、ＭＲＡのほうが情報が多いので、撮っておくほうが無難です。

⚠一般的なめまいの治療薬

「たかがめまい、されどめまい」です。薬を出して「心配ありません」という医療ではなく、「めまい」に関心のある医療機関あるいは医師に診《み》てもらうことです。というのは、長年めまい治療をおこなってきた経験上、人の体は「個人差」があり、その人に合った薬をいかに見出すか、そしてどう組み合わせるかが大切です。

ほんの少し薬の種類や飲む量を変えてみる、あるいは組み合わせを変えたというだけで、よくなる方たちが存在します。中には後発品（ジェネリック医薬品）の薬から先発品に替えただけで、めまいが消える方もいます。

臨床医の仕事は「治《なお》せる医療」を実践することです。

よく病院、診療所で処方される定番は、次の３つです。

・メリスロン（1錠、６mg）３～6錠／日
・メチコバール（1錠、５００μg）３錠／日
・アデホス顆粒３包／日

メリスロンは内耳動脈の血行改善だけでなく、動物実験により脳の血行改善作用がありますし、セファドールも椎骨《ついこつ》動脈の血行改善作用があります（内耳に直接血液を送っている内耳動脈は、そのメインストリートである椎骨脳底動脈系、特に脳底動脈の枝部分にあたります）。

アデホス顆粒《かりゅう》も内耳だけでなく、椎骨脳底動脈、内頸動脈の血行を改善する作用があることが知られています。

●次の抗めまい薬は、基本的には血流改善目的で使います

・メリスロン
・セファドール
・カルナクリン
・カリクレイン
・セロクラール
・サアミオン

・ケタス

●血流改善作用と代謝改善作用

・アデホス顆粒

●ビタミン剤として

・メチコバール（ビタミンB12）

・ニコチン酸アミド（ビタミンB3）

●肩こりの薬として（筋弛緩剤です）

・テルネリン

・ミオナール

●トラベルミンが効を奏した

これは自分自身のめまいで経験したことです。私は栃木県が故郷です。ある朝、栃木県に行こうとして、起きたときからめまい感と吐き気があったのですが、そのまま電車で目的地に向かいました。

駅を降りたときは、ふらふらするめまいと吐き気が強くなり、近くの薬局でトラベルミンを買い、すぐ1錠飲みました。しばらく公園で休息した後はめまいも吐き気もすっかり消えて、目的を達することができました。

トラベルミンはよく乗り物酔いに使われますが、めまいにも効果があります。

2 東洋医学的なアプローチ

漢方薬の効用

苓桂朮甘湯《りょうけいじゅつかんとう》、半夏白朮天麻湯《はんげびゃくじゅつてんまとう》、真武湯《しんぶとう》、釣藤散《ちょうとうさん》、加味逍遥散《かみしょうようさん》、首・肩こりに効く桂枝《けいし》加苓朮附湯《かりょうじゅつぶとう》などがよく使用される漢方薬です。

次にこれらの代表的な漢方薬について効用などをみてみましょう。

＊苓桂朮甘湯《りょうけいじゅつかんとう》

昔からめまいに処方される代表的な漢方薬です。茯苓《ぶくりょう》、朮《じゅつ》などの利尿作用のある生薬を含みます。

一般的には、メニエール病のような耳鼻咽喉科的めまいによいとされています。

他には、校長先生の話を長い時間立って聞いていたりすると、眼の前がまっ暗になって倒れてしまうような、思春期の起立性調節障害にもよく効《き》きます。

最近では、10歳と13歳の子どもさんに使って、めまいは二人とも完全に消えました。ただ、最近のめまいの患者さんたちには、次の半夏白朮天麻湯を処方することがはるかに多くなっています。

＊半夏白朮天麻湯《はんげびゃくじゅつてんまとう》

やはりめまいに対する代表的な漢方薬です。冷え症の人のめまい、低血圧の人のめまいや頭重感、食後に眠気やだるさやめまいを感じる人、あるいは立ちくらみ、頭痛、吐き気、食欲低下のような症状に効果があるとされています。

この漢方薬に含まれる天麻《てんま》という生薬は、鎮痙《ちんけい》、鎮静作用を有するので、めまいに効果的です。

特にめまいだけでなく、習慣的な頭痛や緊張型頭痛、気持ち悪くて食欲が低下しているとか、とにかく何とはなしにむかつくあるいは頭がボーっとするというような症状に効く薬です。

このような症状のときに苓桂朮甘湯を飲んでもあまり効き目はありません。

この薬も思春期の立ちくらみや長く立っていられないというような起立性調節障害に効

きます。

私の経験では、脳動脈の硬化があるような高齢の方だけでなく、30歳代後半の人の執拗《しつよう》なめまいに用いて、すっかりめまいが消失し、喜ばれたことがあります。

高齢者の具体例を挙げますと、60歳代後半の男性の方で、受診する前に複数の耳鼻咽喉科に行き、そこで良性発作性頭位《りょうせいほっさせいとうい》めまいとの診断を受け、運動・理学療法を指示されました。しかしながら、めまいは変わりありませんでした。

私の診察時の眼振《がんしん》検査では、確かに一見すると良性発作性頭位めまいのようでしたが、頸椎《けいけつ》は変形しており、頸部ＭＲＡでも左右の椎骨動脈が動脈硬化により蛇行《だこう》が認められました。したがって、この方は椎骨脳底動脈の血行不良がベースにある中枢性《ちゅうすうせい》発作性頭位めまいと思われました。

「足が冷える」とのことでしたので、抗めまい薬３種（錠剤）と半夏白朮天麻湯とを併用したところ、回転性めまいはすっかり消えました。

ただ、構成している生薬が多いので、すぐに効く人もいますが少なくとも２〜４週間飲んでから効果を評価したほうがいいといわれています。

＊真武湯《しんぶとう》

冷え症で下痢しやすく、非回転性めまい、ふわふわするような浮動性めまい、たとえば雲の上を歩く感じ、地に足がつかないような感じや、船に乗っているときのような感じのめまい、船を降りた直後のような何となくふらつくような感じのめまいのときなどに用います。

特に温かいお湯で飲むといいとされています。

下痢しやすい人が非回転性のめまい感がある場合に、この真武湯を飲むと効きます。

＊釣藤散《ちょうとうさん》

高血圧傾向で冷えはなく、動脈硬化があるような人のめまい、耳鳴り、頭重感をともなうような人のめまいに効果があります。また、血圧に問題のない人や低血圧の人にも使えます。

＊加味逍遥散《かみしょうようさん》

ホットフラッシュをともなうようなめまい、更年期障害にめまいが加わっているようなときに使用します。

＊防風通聖散《ぼうふうつうしょうさん》

便秘、肩こり、軽度のふわふわするようなめまいに効果を示すことがあります。

＊茯苓飲合半夏厚朴湯《ぶくりょういんごうはんげこうぼくとう》

頭の中でぐらぐら、ふわふわするというめまいの方に効果があります。

ある中年の女性の方で、めまいで有名な医療機関や心療内科、神経内科、脳外科等７～８個所回ってきたが、めまいがなかなかよくならなかったとのことで受診。抗ヘルペスウイルス薬でもまったく効果なし。

なかなかよくならないめまいにリボトリールというてんかんの薬が効くことがあるのですが、この薬が以前少し効いたようだとのお話でしたので、この漢方と一緒に処方したところ、１週間もしないうちに完全にめまいが消えたとのことで、たいへん喜ばれた経験があります。

首・肩こりのツボ

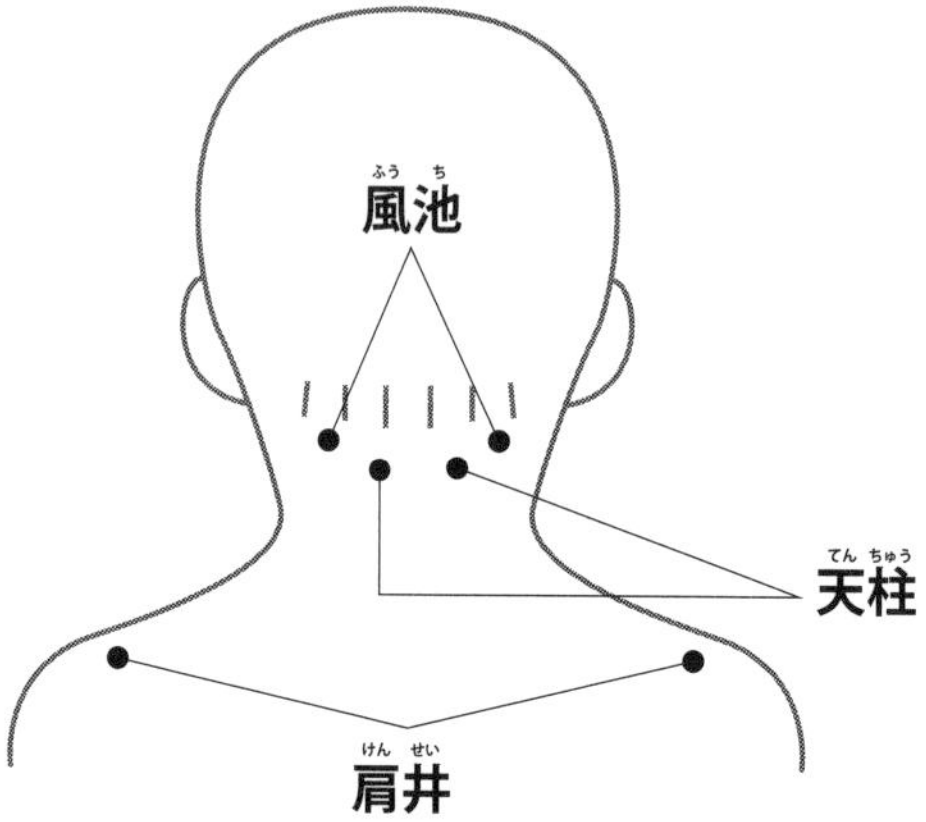

⚠鍼治療や低周波治療

私はなかなかよくならないめまいの方で通院可能な方には、理学・物理療法もおこないます。たとえば赤外線または遠赤外線、低周波、円皮鍼（円形のシールの中央に短い鍼がついている）、マッサージなどを3つ、4つと組み合わせて施行します。

西洋医学的な治療だけでなく、東洋医学的な治療として漢方薬、鍼（後頸部の首・肩こりのツボに置き鍼をする）、首と肩のマッサージ、さらに後頸部に低周波、赤外線または遠赤外線のような物理療法も併用し、トータルに治療をおこなっています。

ふだん姿勢の悪い猫背の30歳代の男性は、

薬の治療だけでなく姿勢をよくするようにしたら、ふらふら感のめまいがよくなったとのことでした。

自分自身の回転性めまい後のぐらぐらするめまい感に対して、低周波を後頸部のツボである風池《ふうち》、天柱《てんちゅう》に施行して完全に消えたこともあります。

最近は自分でできる低周波治療器も、以前に比べリーズナブルな値段で性能のよいのが販売されているようです。

めまいを起こしやすい体質の人へ

広い意味の発作性頭位めまい（「良性」「中枢性」を問わず）の方は、その人に合った薬を見つけ、治療することにより大抵よくなってしまいますが、やはり個人差があってまれに一般的な治療では効果がなく、執拗にめまいが続く人もいます。

私は最前線の臨床医ですので、他院で良性発作性頭位めまいと診断されて運動・理学療法や薬を処方されてもめまいが一向によくならなかった方に対し、抗ヘルペスウイルス薬を最初から希望して来院された場合には、診断名にかかわらず処方しています（抗ヘルペスウイルス薬については次項で詳述)。

一般に**めまいを起こしやすい体質の人は一度治まっても、ストレスや過労がきっかけとなってまためまいを起こす**ことはよくあります。

めまいの治療は、めまいを起こしやすい体質まで治すことはなかなか困難ですので、めまいを起こさずにすむ期間が長くなればそれでよいと考えています。

また、首・肩のこりが目立つ人にはそれなりの薬の併用や、薬物療法だけでなく、鍼、指圧、マッサージのような東洋医学的な方法と低周波治療のような物理療法も加えることを考えます。というのは、首や肩がこると椎骨脳底動脈の血液循環が微妙にとどこおって、めまいを起こしやすい状況になってきますのでこのような治療も大切だと思います。

ただここで誤解してほしくないのは、めまいというのは、一つだけの要因で起きることは少なく、いくつかの要因が重なって生じるものだということです。首・肩こりだけ治せばめまいもよくなるだろうと考え、首と肩の治療のみに専念して、「ちっともめまいがよくならないではないか」と不満を抱く方がいますが、それだけでは十分とはいえません。

あまり一つの治療法だけにこだわらず、低周波や赤外線のような物理療法もおこなってみることです。

3 抗ヘルペスウイルス薬による治療

⚠どういう効果が現れるか

メニエール病の治療については、従来の薬物治療法としてメリスロン、セファドールなどの内耳血流改善剤、アデホス顆粒（血流改善と代謝賦活剤）、メチコバール（ビタミンB12、脳や神経の修復作用あり）、イソバイド（利尿作用のある薬）があります。

ご存じの方もあるかと思いますが、最近では水分摂取療法（男性2～2・5ℓ、女性1・5～2ℓの水を毎日飲むことにより、内耳に水が溜まらないようにする方法）、有酸素運動療法が注目されています。

しかし、中には多量の水が飲めない人や、仕事が多忙で運動をおこなっている時間が取りにくい、あるいはこれらの治療をおこなっても今一つめまいがよくならなかった人、回転性めまいは取れても、いわゆるめまい感、たとえばふわふわ感やぐらぐら感のような症状が残って、さらにそれが持続する人たちがいます。

実際、都内、関東一円、北海道、東北、中部、近畿、中国、四国の病院や診療所などから、メニエール病と診断されたけれど、回転性めまい、あるいはめまい発作後のふわふわ感とか、頭の中でいつも揺れている感じがあるなどのいわゆるめまい感が続いて、日常生活上困るという人たちが、私の勤める額田記念病院のめまい専門外来を受診しています。

急性期の回転性めまいだけでなく、このような長く続く慢性的なめまい感のような症状に対しても、抗ヘルペスウイルス薬が効果を示す方が実際に存在しますので、患者さんの希望があれば処方しています。

抗ヘルペスウイルス薬単独でも効きますが、しつこくめまい感が続く方には、漢方薬とか他の薬を併用することで、めまい感が消える場合もあります。

それでも抗ヘルペスウイルス薬を服用して、時々めまいや耳鳴り、難聴《なんちょう》、耳閉塞感などが残ることがあります。そのようなときは、抗ヘルペスウイルス薬、抗めまい薬治療にさらに上乗せして、スポーツジムなどで汗をかくほどの運動をおこなうと、繰り返していた耳鳴り、難聴が改善ないし完全によくなることがあります。

現在のところ、額田記念病院での「メニエール病のめまい」に対する抗ヘルペスウイルス薬治療の症例数は、すでに１４０例を超えています。

現時点でのめまいの奏効率（薬物療法の効果）は89〜90％前後です。ただ、難聴・耳鳴りに関しては有効率は落ちますし、１回の処方でよくなるとは限りません。そのようなケースはむしろ少ないです。やはり人の体はそれぞれ個人差がありますので、内服する量を変えたり、薬を替えたりして、いろいろ工夫が必要です。

⚠どんな抗ヘルペスウイルス薬があるか

具体的な抗ヘルペスウイルス薬については、私は主にバラシクロビル（商品名：バルトレックス）、あるいはその後発品（ジェネリック医薬品）を使いますが、場合によってはファムシクロビル（商品名：ファムビル）、あるいはその後発品でスタートすることもあります。

ファムビル、バルトレックスの後発品で効果がないときは、アシクロビンというゾビラックスの後発品薬を使用しています。最終的に、このアシクロビンで効果を示す人もいます。ファムビル、バルトレックス、さらにそれぞれの後発品の量については、効き具合に個人差がかなりありますので、その人の症状を見ながら、そのつど内服量や休薬期間、治療期間を変更することはよくあります。

ファムビル、バルトレックスの副作用についてですが、たいてい問題なく内服できます。ただ、細菌に対する抗生物質と同じく、ごくまれに強い吐き気が出る方がいます。そういう方には使えません。

胃の弱い方で、少々の吐き気でしたら胃薬を一緒に飲んでいただければ内服可能です。また、腎《じん》機能がかなり悪い方にはご遠慮いただいています。ふだん、抗生物質を飲んでも大丈夫な方なら、問題ないと思います。

私の外来では、基本的には処方前に血液検査を実施し、肝、腎機能、白血球数、貧血の有無《うむ》、血小板数などをチェックしておきます。

なぜ肝・腎機能を定期的に調べる必要があるのかと疑問に思う方がいると思います。決して頻度は多くないのですが、患者さんによっては肝機能検査の数値が上昇したり、腎機能を示すクレアチニン値が上昇してくる場合があります。

つまり、肝臓、腎臓に負担がかかっていることを示唆していますので、通販で長期に内服するのは要注意です。

私の外来では2症例のみ経験していますが、非常にまれに薬疹《やくしん》が出る方がいます。そういう方は中止せざるをえません。

白血球数あるいは血小板数が人によっては一時的にやや減少することがありますが、抗ヘルペスウイルス薬を休薬すれば回復します。

また、抗ヘルペスウイルス薬を内服してまもなく、一時的に難聴やめまいが悪化したようになることがたまにありますが、これは副作用でなくむしろ「好転反応」と考えています。もし心配な方は一旦中止していただき、その後徐々に増やしていくことも可です。

２００９年に米国において、メニエール病に対する抗ヘルペスウイルス薬のアシクロビル（商品名：ゾビラックス）による治療についての論文は、すでにガセック・マサチューセッツ州立大学耳鼻咽喉科教授（元同大学耳鼻咽喉科主任教授）により発表されています。それによると、35例を治療した結果、めまいに対する有効率は91％、ただし耳鳴り改善率は50％、難聴は不変とのことでした）。

それより以前の２００４年に、やはり米国で二重盲検法《にじゅうもうけんほう》（医薬の効果を客観的に検定する方法）による論文が一つ発表されていますが、当時、最も新しい薬品であるファムシクロビル（商品名：ファムビル）のめまいに関する効果に関しては劇的な効果がなかったと報告しています。

でもメニエール病の人に処方されている薬がファムビル1種類のみですし、薬を処方された症例数が12例と少ないので、当時としては今後のさらなる臨床研究が必要であると論文に記載されています。

ところが、私は、ファムビルが劇的に効いた何人かのメニエール病のケースを経験しています。次にケース1とケース2を紹介します。

ケース1　40歳代男性。回転性めまいと耳鳴り、聴力低下とメニエール病の発作を起こし、大学病院に入院しましたが、ステロイド治療でも効果なしでした。しかしファムビルを内服したところ、すべての症状が薬を飲みはじめたその日のうちに消失しました。

ケース2　50歳代女性。回転性めまい、耳鳴り、聴力低下、耳閉塞感で受診。ファムビルを処方後、最初に回転性めまいが消失。次に耳閉塞感と聴力低下が改善。最後に耳鳴りも初診時に比べて小さくなりました。

次に、バラシクロビル（商品名：バルトレックス）で、回転性めまいから完全に解放された代表的なケース3とケース4を挙げます。

ケース3　40歳代女性。週に3回も回転性めまいが続くとのことで受診。ステロイドを含む種々の抗めまい薬にも反応しませんでした。しかしバラシクロビルを飲んで2日目から、めまいは完全に消えました。残念ながら聴力低下は少し残りました。

ケース4　30歳代男性。メニエール病に対する内耳手術（内リンパ嚢《のう》開放術）を受けたことがありますが、手術後にも回転性めまいを繰り返していました。しかしながら、バラシクロビルでめまいは著《いちじる》しく改善しました。

すでに取り入れられている有酸素運動療法が今一つ効果ない場合でも、ファムシクロビルが効いた方たちを私は何人も経験していますし、ファムシクロビルが効果を示さなくてもバラシクロビルやアシクロビルでめまいが改善する場合もあります。

個人差を考慮することは、重要なカギと考えています。

次にファムシクロビルが効かなくて、アシクロビルに変更した後にはめまいと聴力低下が著明に改善したケースです。

ケース5　20歳代女性。回転性めまいと聴力低下にて受診。ファムシクロビルは十分な効果がありませんでしたが、アシクロビルに替えてからは、めまいも聴力低下も劇的によくなりました。

ただ、抗ヘルペスウイルス薬がすぐに効くとは限りません。次のケースはかなり治療に難渋した方です。

ケース6　40歳代後半の女性。週に2～3回回転性めまいと歩行時のふわふわ感、左耳閉塞感、左耳鳴りがあり、めまいを専門とする耳鼻咽喉科を受診し、メニエール病の診断でイソバイドを処方されましたが嘔吐してしまいました。

有酸素運動、水分摂取療法もおこないましたが、指示された量の水を飲むと過呼吸になってしまい、自分には合わないと判断。大学病院に入院し、抗めまい薬を投与されましたが、まったく効果なし。めまいを専門とする他病院での柴苓湯《さいれいとう》、半夏白朮天麻湯も効果なしとのことで受診。希望に応じ、ファムシクロビルでスタートしましたが、まずめまい持続時間が短くなったとのことでした。

2週間後に回転性めまいが再発。バラシクロビルに変更してみましたが、症状は変わらず、またファムシクロビルに戻しました。この後は左耳鳴りだけで、回転性めまいは一旦は消失。ところが、初診1年後に左耳鳴りが増強し、その4カ月後には回転性めまいが再発しました。そこでアシクロビルに替えてみましたが、毎月1回は確実に回転性めまい発作がありました。

初診後2年4カ月後からはアシクロビルを5錠／日、3錠／日、2錠／日と6カ月間にわたり休薬期間を置きながら少しずつ減量していき、初診後3年になり、やっとめまいはほぼ完全に治まりました。今では左耳鳴りと耳閉塞感も軽快しています。

この間、めまい発作で総合病院、近くの病院とかに救急で診察を受けたりしていましたが、当方の指示であきらめずに治療を続けていたことが幸いしたと思います。

抗ヘルペスウイルス薬といってもすでに出回っているのは3種類（ただ、２０１７年9月にアメナメビルが新発売されています）あります。中にはこうしたケースの方もいますので、個人差が非常にありますし、1種類だけの薬で効果がないと判断せず、患者さんによっては長い目でみていく必要もあると考えています。

メニエール病の聴こえについては、２０１４年に米国のガセック教授がアシクロビルまたはバラシクロビルによる治療成績を改めて論文発表しています。それによると新たな症例31例中、12例で聴力が改善したとのことです。残り19例では改善がなかったと記載があります。

この米国の論文に記載してあるアシクロビル、バラシクロビルの内服量と使用法をそのまま受け入れて、自分で個人輸入した薬を米国人と同じ量で服用している方がいるようです。白人と日本人では体格が違いますから、日本人の服用量を把握した上でないと、副作用が出ないとも限りません。注意が必要です。

私の外来では、抗ヘルペスウイルス薬は内臓の負担を軽減するため、連続的に内服しないように3~5日、あるいはデータの異常が出た場合など7~10日の休薬期間を置いています。しかし、月に一度の内服とか2週以上の休薬はしていません。一旦よくなってもすぐ再発した人たちを経験しているからです。

⚠メニエール病にはヘルペスウイルスが関係?

メニエール病は内耳のリンパ水腫（内耳の中でリンパ液が増えてむくんだような状態）といわれています。でもそれは病態であって、原因ではありません。では原因は何かというと、まだよくわかっていません。自己免疫説や循環障害説、アレルギー説など種々ありますが、その中にウイルスが原因という説があります。

このウイルス学説については、１９８７年に米国のウイリアムスという人が、耳鼻咽喉科の有力雑誌に発表しています。

それによると、ウイルスとしては単純ヘルペスウイルス、帯状疱疹《たいじょうほうしん》ウイルス（水疱瘡《みずぼうそう》ウイルス）、風疹《ふうしん》ウイルス、サイトメガロウイルスなどが考えられると述べています。ただ、ウイリアムスは実際に抗ウイルス薬を使った治療はおこなっていません。

ヘルペスウイルスについては、次の２つがよく知られています。

①単純ヘルペスウイルスⅠ型、Ⅱ型

Ⅰ型は口唇炎《こうしんえん》（風邪のときなどに、よく口唇周囲に水疱が出ます）、口内炎を起こします。Ⅱ型は神経に入りこむと腰部の仙骨《せんこつ》神経節というところに潜伏しやすく、性器ヘルペスを起こしやすく、人によってはお尻にも水疱をつくることがあります。

②帯状疱疹ウイルス

ベル麻痺《まひ》（末梢性《まっしょうせい》の顔面神経麻痺）は、単純ヘルペスウイルスⅠ型が原因とすでに判明していますし、耳性帯状疱疹もその名のごとく帯状疱疹ウイルスによるものとわかっています（ラムゼー・ハント症候群ともいい、外耳道や耳の周辺に水疱を形成し、耳鳴り、難聴、めまい、顔面神経麻痺などを生じます)。
脳幹《のうかん》からは12本の脳神経が出ていますが、その中で顔面神経と聴覚前庭神経は接近した位置にあります。顔面神経に入りこむヘルペスウイルスですから、当然すぐ近くに存在する聴覚前庭神経にも潜伏している可能性は十分あるわけです。

こうしたことから、ヘルペスウイルスが水疱瘡のように、子どもの頃に感染して以後は、成人してからも前庭神経節にずっと潜伏していて、その人が過労、病気、ストレスなどで免役力が衰《おとろ》えたときに再活性化して、めまいを生じるということが考えられます。

この考えのもとに、北海道の内科開業医であった七戸満雄《しちのへみつお》医師が世界ではじめてメニエール病の患者さんにゾビラックスを投与して著効を得ました。以後3０1例のメニエール病の患者さんにこの治療をおこない、1９９8年に国際ウイルス学会で発表したとのことです。

私の場合は、1９９7年に前庭神経炎と考えられた30歳代の男性でしたが、非常に執拗なめまいに悩まされていましたし、本人の希望もありゾビラックスを内服していただいたのが最初の症例です。

この方のめまいは結局、ゾビラックス内服でかなり改善しました。

第6章

めまいを予防する

1 めまい体質の改善法

⚠食生活から姿勢まで

＊まず生活習慣を改善していく

高血圧、糖尿病、脂質異常症、内臓肥満、喫煙が問題です。

ふだんの食事に注意していくことが肝要です。

高血圧、糖尿病の両方を抱えている方は、脳卒中予備軍ともいわれていますので、**塩分は控えめに**することです。ラーメンを好んで食べる人は、脂肪成分と塩分が多いので、動脈硬化、脂質異常症、高血圧につながります。気をつけましょう。

ウォーキングのような有酸素運動をおこなうのもいいですし、めまいを起こす上乗せ因子となる精神的・肉体的ストレスをなるべく避けることです。

＊喫煙について

たばこを吸うことは血管を収縮し、血液の流れを悪くするのでめまいを起こしやすい人はやめたほうがいいです。

抗めまい薬を内服中にたばこを吸っている患者さんを時々見かけますが、抗めまい薬の多くは血流改善作用があるので、せっかく薬を飲んでも効果が薄くなってしまいます。やはり禁煙をおすすめします。

＊アルコールについて

少量なら体にいいという意見が大多数を占めていますが、基本的にアルコールは神経にとっては毒であるといえます。

今ではアルコールの量が増えれば、それだけ脳が萎縮することがわかってきています。お酒の飲みすぎとか、あるいはお酒、たばことの両方で、動脈硬化による血管病（比較的大きな動脈の内腔が狭くなったり、閉塞したりする）が中高年の方に最近増えてきているように思います。

私は以前、大量飲酒により皮質性小脳萎縮症《いしゅくしょう》になり、平衡《へいこう》機能が悪くなって歩けなくなった高齢の男性を診療したことがあります。当時勤務していた病院の古い木造病棟にはエレベーターがなくて、その方をおぶって階段を上り、耳鼻咽喉科の外来まで連れていき診察したことがあります。

＊甘い物はなるべく控え目に

アルコールを飲まない方でも、甘い物は制限しておくに越したことはありません。甘い物を食べる習慣があると、血糖値が上昇しやすくなりますし、コレステロールや中性脂肪も上昇してきて動脈硬化を助長します。

それに年齢とともに膵臓《すいぞう》からのインスリンの出が悪くなってきます。

最近はお惣菜や果物などが全体的に甘口になってきています。そのせいか、糖尿病予備軍の人たちが以前に比べ増加しています。

＊うつむき姿勢について

最近はスマートフォン、携帯、パソコン、特にノート型パソコン、タブレット端末での読書などを長時間にわたって、うつむき姿勢でおこなう人が増えてきています。この姿勢は首に負担がかかり、首・肩のこりが強くなって、めまいや頭痛を起こしやすくなります。

他に、編み物、縫い物などを同様の姿勢で長時間おこなえば、やはり首・肩のこりによりめまいを生じる要因になりますので、続けてこの姿勢を取ることはやめましょう。できれば30分に1回くらいは1分程度正しい姿勢になって、やや上を向いて（あまり上を向きすぎると首が締まってよくないですが）首・肩の負担を軽減するように努めたほうがいいでしょう。

夏は冷房で首を冷やさないことと、冬はマフラーで暖かくして脳の血行をよくしておくことです。特に冷え症の人は足が冷えやすいので、レッグウォーマーをはくのもいい方法です。私自身もそうですが、もともと姿勢の悪い人、特にいわゆる猫背の人は首や肩がこりやすいので、なるべく姿勢を正しましょう。

⚠ちょっと気をつけたほうがいいこと

＊めまい持ちの人がやってはいけないこと

首を勢いよくぐるぐる回したり、首を速く左右に何度も動かす動作は、かえってめまい感を生じやすいので、避けたほうが無難です。

特に首や肩が板のようにこっているときはなおさらです。

＊首・肩のこりを長く放置しない

めまいを起こす人で目立つのは、首や肩のこりがひどいことが多いということです。猫背や側彎《そくわん》のような姿勢も関係しますが、長い期間放置しているとこうした「こり」を感じにくくなることがあります。「自分ではこっているように思えないのですが」という方の肩や首のつけ根を触ると板のようにパンパンにこっていることが少なくありません。

首・肩のこりをともなっためまいを起こした場合、なるべく次のめまいを起こさないように指圧、マッサージ、整体などで「こり」をほぐしておくようにしましょう。

＊美容院で洗髪するときは上向き姿勢を避けましょう

美容院で洗髪する際、仰向けで頭をさらに下げるような姿勢（首の過伸展ともいいます。座位で上を向くような姿勢と同じ）になると、首が締まり、もともと首・肩のこりが強い人は、動脈がこった筋肉で圧迫されて血行不良になりやすく、軽ければめまいですみますが、極端な場合には、脳梗塞《のうこうそく》を起こすことがあります（「美容院（脳卒中）症候群」

47〜48ページ参照）。このことは、かつてテレビで放映された経緯があります。それとは逆に、下に落ちた物を拾おうとして、あるいは靴のヒモを結ぼうとして**下向き姿勢をとったときにもめまいを起こす**ことがあるので要注意です。

＊過労やストレスをなるべく避けること

精神的、肉体的ストレスは血液の流れがよどんで、めまいを起こす引き金になります。私も含めて一般的にめまいを起こしやすい人は、いろいろなことを気にすることが多いと思います。「明日は明日の風が吹く」のようにおおらかにいきましょう。

職場での人間関係の悩み、通勤時間が長い、急に転勤を命じられたというような精神的・肉体的ストレスが引き金になってめまいを起こす人が割合多いです。気をつけましょう。

＊買い物に行くときは

めまい発作を起こして間もないようなときは、デパートやスーパーで買い物するのは避けたほうがいいです。目の前に並んだ商品を見ようとして眼をキョロキョロと左右に動かしたりしていると、めまいが誘発されることがあります。

特にうつむき姿勢であちらこちらを見ていると、よけいめまいを起こしやすい状況になります。

＊車の運転について

めまいがあるときは、車の運転はやめておきましょう。また、運転中にめまいがしたら、路肩に車を止めて、それ以上の運転は避けるべきです。

＊乗り物に乗らなければならないときは

乗り物酔いしやすい人は、めまいも起こしやすいのですが、そのような方が鉄道、バス、飛行機に乗る場合は、メリスロンやトラベルミンを常備するといいと思います。トラベルミンは市販薬でも可です。

＊風邪に注意

めまいは、ある程度よくなってきていても、風邪やインフルエンザをきっかけとしてふたび悪化することがありますので、治療中は特に風邪に注意をしたほうがいいです。

2

めまいをめぐる気がかり

⚠気になることQ&A

Q：めまいの薬はずっと飲むのでしょうか？

A：基本的にはめまいが治まれば、その時点で中止可能です。ただ、高齢の方はめまいが治まっても、2〜3カ月は続けたほうが無難です。

というのは、めまいがよくなってすぐに薬をやめた場合、再発することが少なからずあるからです。

再発した場合には、最初のめまいのときよりもよくなるまでにもっと時間を要することがあります。

Q：もし、外出中や仕事中にめまいを起こしてしまったら、どう対処したらよいでしょうか？

A：めまい発作を何回か経験しますと、人によって症状に違いはありますが、めまいが来そうな兆《きざ》しというか、前兆のような症状に気づくようになります。

たとえば、疲れたときやストレスがかかったときなどに、何となくめまいがしそうだなとか、頭がいつもより重い感じがするとか、ふだんよりも首や肩がこっているなとか、そういったような症状が出ることで、またまめまいが起こるかもしれないと気づくようになります。

このようなときに備えて、あらかじめハンドバッグやポケットに抗めまい薬を忍ばせておいて、すぐ飲んでしまうという方法があります。

胃に何か入れてからでなくても、とにかくめまいを早めに抑えてしまうという考えです。

私も若いときから自分自身でめまいを起こすことがありましたので、よく薬を持ち歩いていて、すぐに飲んで、大きなめまいにならずにすんだのを何度も経験しています。

Q：**腐りかけていた食べ物を食した後、突然吐き気、嘔吐《おうと》に続き回転性めまいが出現したことがあります。そういうことがありうるのですか？**

A：自分自身でも同じようなことがありました。30歳代の頃、夜遅く家に帰ってきてお腹が空いていたので、そうとは気づかずに時間の経ったご飯を食べてそのまま寝てしまったのですが、翌朝起きようとしたら回転性めまいと強い吐き気が起こりました。

脳幹《のうかん》の前庭神経核と嘔吐中枢《ちゅうすう》（迷走神経核）は位置的に近い関係なので、そういう現象が起きたのかなと考えたことがあります。

Q：めまいを起こした後、脳卒中になりやすいのでしょうか？

A：施設によってデータの差異はあるでしょうが、私のデータでは、めまい後に脳卒中を起こした確率は1・5～2％程度ですので、それほど多くはありません。

国立循環器病センターでのめまい後10年の追跡調査では、脳卒中を起こした確率は5％と報告されていますが、最近はさらに増えて10％を超しているようです。

ただ、これからは高齢化が世界でも有数の速さで進んでいきますので、めまい後の脳卒中の確率は高くなっていくのではないかという懸念はあります。

かつて台湾の報告で、突発性難聴《とっぱつせいなんちょう》を発症した人たちは、そうではない人たちに比べて後日になって脳卒中を起こした確率が有意に高かったと発表されたことがあります。

めまいと突発性難聴は似たようなところがありますので、やはり関係があるとみています。

⚠2つの重要なメッセージ

最後に、読者の皆さんにこの本を通してぜひお伝えしたいことは、次の2つです。

1　従来、めまいで関心が低かった**「首とめまいには密接な関連がある」**ということです。

2　誤解のないようにお願いしたいのは、めまいというとすぐ内耳、三半規管《さんはんきかん》を思い浮かべることが多いと思いますが、**めまいは内耳とは限りません。**「良性発作性頭位《りょうせいほっさせいとうい》めまい」「メニエール病」「前庭神経炎」の3つだけではないということです。

【参考文献】

松永喬「椎骨脳底動脈循環動態とめまい」第96回日耳鼻総会宿題報告
大友英一『老年者の脳疾患診療のコツとポイント』杏林書院
伊藤文英『新しいめまいの診断と治療』診断と治療社
田渕哲、寺本和弘「発作性頭位めまいの臨床：めまい診療のすべて」（「診断と治療95」所収）診断と治療社
坂田英治『めまいの臨床』新興医学出版社
朴沢二郎『めまい診療と迷路病態』篠原出版新社
植村研一『頭痛・めまい・しびれの臨床』医学書院
内野善生、古屋信彦『日常臨床に役立つめまいと平衡障害』金原出版
松田邦夫『症例による漢方治療の実際』創元社
寺本純『めまい！脳は大丈夫か』講談社
七戸満雄『めまいは治せる』文春文庫
清水俊彦『最新　頭痛、耳鳴り、めまい、難聴を治す本』主婦の友社
Gacek R.: Meniere's disease is a Viral Neuropathy, ORL,71:76-86,2009
Derebery J.,Fisher L.,Iqbal Z.:Randomized double-blinded, placebo-controlled clinical trial of famciclovir for reduction of Meniere's disease symptoms, Otolaryngology-Head and Neck

Surgery, Vol.131,No6:877-884,2004
Gacek R.:Recovery of hearing in Meniere's disease after Antiviral treatment,American journal of Otolaryngology-Head and Neck Medicine and Surgery,2014
中山杜人『脱・思い込みめまい診療――めまいは内耳とは限らない』新興医学出版社
切替一郎・野村恭也『新耳鼻咽喉科学』（改訂10版）南山堂
中山杜人『画像と症例でみる内科医のための「危ないめまい・中枢性めまい」の見分け方』丸善出版
中山杜人『プライマリーケア―医のためのめまい診療の進め方』新興医学出版社
『アルコール――少量飲酒習慣から健康障害が始まる』（亀井民雄、中山杜人、青木佐知子訳）シュプリンガーフェアラーク東京
小野村敏伸編『図説臨床整形外科講座第2巻』メジカルビュー社
ＮＨＫスペシャル取材班『キラーストレス――心と体をどう守るか』ＮＨＫ出版新書
入野宏昭『めまいは首をもめば治る』マキノ出版
松井孝嘉『体の病気も心の病気も首で治る』サンマーク出版
竹越哲男「第12回北関東漢方臨床講座『漢方　速習&活用法』」
池園哲郎監修『ＮＨＫきょうの健康 不安解消！ めまい――あなたに合った対策がわかる』ＮＨＫ出版

おわりに

めまいの外来について日頃から支援を受けている額田記念病院・平井寛則院長（元東邦大学医学部第三内科教授）、漆原信夫副院長（整形外科）、同院事務部長・小俣宣夫氏に万謝いたします。

めまいについて終始種々アドバイスをいただいた依田耳鼻咽喉科歯科医院・依田勝院長、元虎の門病院耳鼻咽喉科部長・滋賀秀壮医師、漢方について貴重な助言をいただいた竹越耳鼻咽喉科医院・竹越哲男院長、別な視点から援護いただいた桜山整体院・条新吾院長に深く感謝いたします。

また、最後までお読みいただいた読者の方々にもお礼申しあげます。

中山杜人《なかやまもりと》

著者略歴

一九四五年、栃木県に生まれる。七一年、群馬大学医学部卒業、耳鼻咽喉科に入局。七五年、同大学院修了。医学博士。七七年、武蔵野赤十字病院耳鼻咽喉科副部長。耳鼻科だけでなく全身を診られるよう、八〇年、同院内科へ異動、一般内科研修を経て横須賀共済病院内科へ転勤。八七年、「めまい外来」を内科に開設。二〇〇三年、同院退職。この間、埼玉医科大学と群馬大学耳鼻科で非常勤講師を兼任。現在は額田記念病院（鎌倉市　火、金）で呼吸器内科とめまい専門外来を、衣笠病院（横須賀市　月二回）でもめまい専門外来を診療中。

著書には医学専門書として『プライマリーケア―医のためのめまい診療の進め方』『脱・思い込みめまい診療―めまいは内耳とは限らない』（以上、新興医学出版社）、『画像と症例でみる内科医のための「危ないめまい・中枢性めまい」の見分け方』（丸善出版）などがある。

なかなか治《なお》らないめまいが治《なお》る
――めまいは耳《みみ》からとは限《かぎ》らない！

二〇一八年四月七日　第一刷発行

著者　中山《なかやま》杜《もり》人《と》
発行者　古屋信吾
発行所　株式会社さくら舎　http://www.sakurasha.com
東京都千代田区富士見一―二―一一　〒一〇二―〇〇七一
電話　営業　〇三―五二一一―六五三三　FAX　〇三―五二一一―六四八一
編集　〇三―五二一一―六四八〇　振替　〇〇一九〇―八―四〇二〇六〇

装丁　石間淳
本文組版　株式会社システムタンク
印刷・製本　中央精版印刷株式会社

ISBN978-4-86581-144-5

さくら舎の好評既刊

森永宏喜

全ての病気は「口の中」から!

歯が痛くなる前に絶対読む本

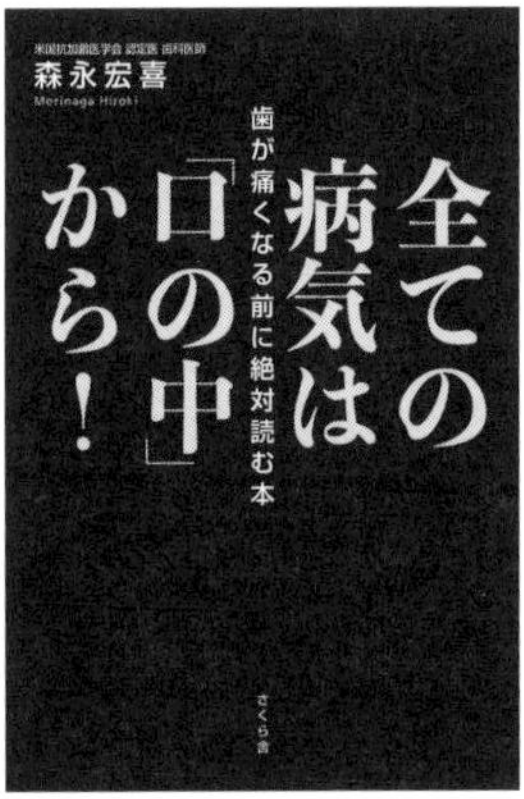

成人の約8割が歯周病。糖尿病、動脈硬化、認知症、脳卒中、心筋梗塞も口からはじまる！　しかし日常の簡単なケアで防げる、治ります！

1400円(＋税)

定価は変更することがあります。